## *Sommaire*

*En hommage et en remerciements sincères à Monsieur Pierre-Valentin Marchesseau (1911-1994) qui a synthétisé et vulgarisé la naturopathie française.*

*J'ai eu le privilège d'être son assistant et collaborateur durant cinq années. C'est lui qui m'a inoculé le virus de l'écriture et le bacille pédagogique de transmettre, de conseiller et d'éduquer, avec passion et amour, ce que d'autres comme lui m'avaient enseigné et appris. J'espère y avoir ajouté les arguments, les approfondissements et les exigences de la rigueur scientifique de notre monde actuel, mais également l'humour qui fait défaut à beaucoup et qui, pourtant, est à mon sens indispensable pour être un bon thérapeute et éducateur de santé.*

*Qu'il soit remercié pour cette merveilleuse contagion et qu'il soit persuadé que j'œuvrerai pour rester digne de son enseignement, de sa confiance et de son amitié.*

*À mes patients et aux étudiants, futurs praticiens de santé naturopathes, qui m'obligent chaque jour à me remettre en question, à chercher, à innover, et qui m'accordent si chaleureusement leur confiance.*

*Et un merci tout particulier à Françoise et Gérard Sueur qui, grâce à leur approche holistique psychothérapeutique, leur disponibilité, leur humour et leur amitié, m'ont permis d'exprimer mes émotions et de ressentir ce que c'est qu'être un praticien de santé-naturopathe libre.*

## Avertissement

L'auteur précise expressément que cet ouvrage ne saurait en aucun cas se substituer à une consultation ou à une prescription médicale lorsque cela s'avère indispensable, ni à des conseils naturopathiques ou à un bilan de vitalité iridologique.
Il engage vivement médecins et naturopathes à une collaboration étroite qui ne peut que s'avérer profitable et bénéfique pour le public et pour la recherche.
Il précise également que cet ouvrage n'a qu'une ambition : celle d'aider les personnes du public et étudiants en naturopathie à se retrouver dans le dédale des informations médiatisées concernant les rhumatismes, arthrites et arthroses. Il n'a pas la prétention d'être unique et suffisant et son contenu n'est pas un assemblage de « petits trucs » naturels applicables par chacun sans conseils médicaux et naturopathiques.
Ni l'auteur ni l'éditeur ne pourront être tenus pour responsables de la mauvaise interprétation de ces écrits, pour une automédication nullement conseillée ou une mauvaise application des conseils nutritionnels effectués sans bilan de vitalité naturopathique.

*« Le but de toute initiation est de changer l'homme en l'élevant toujours vers plus de spiritualité, mais dans le respect de la vie. »*

**P.-V. Marchesseau (1911-1994)**

## *Préface de Françoise et Gérard Sueur*[1]

Habituellement, les rhumatismes, qu'ils soient dégénératifs ou inflammatoires, sont traités comme étant des symptômes fonctionnels par deux grandes familles de médicaments : les anti-inflammatoires et les antalgiques. Il ne faut certes pas négliger la demande, voire même l'exigence, de confort et de non-douleur des patients atteints de rhumatismes, car c'est avant tout leur réel motif de consultation. Mais s'arrêter à cette simple prescription, qu'elle soit chimique ou naturelle, à dose pondérale ou homéopathique, administrée par voie générale ou locale, reviendrait à retirer l'ampoule électrique du voyant rouge et non traiter la cause qui lui a donné naissance.

Car la symptomatologie rhumatismale ne représente que la partie visible de l'iceberg. L'intérêt du travail de Christian Brun, outre de présenter au lecteur ce qu'est l'immense famille des rhumatismes, est de nous montrer la face cachée de l'iceberg.

---

[1] Françoise Sueur est praticienne de santé naturopathe ; Gérard est ostéopathe. Ils exercent en plus une activité de formateurs.

Chaque famille thérapeutique aborde le monde des rhumatismes en fonction de sa conceptualisation de la maladie et de ses compétences pour la traiter. Les médecins allopathiques diagnostiqueront une inflammation et prescriront des anti-inflammatoires. Les naturopathes détecteront un acidisme humoral et feront tout pour dynamiser les émonctoires et améliorer l'apport nutritionnel. Les ostéopathes trouveront des blocages articulaires et/ou dysfonctions somatiques et les normaliseront. Les psychothérapeutes trouveront dans le sentiment d'aigreur l'expression psychosomatique de contentieux émotionnels non résolus. Chacun étant sûr de viser juste et de détenir la vérité pour soulager son patient.

Mais où se trouve l'origine de cette symptomatologie ? Sur quel fertilisant prend-elle racine ? C'est à de telles questions que le travail de recherche de Christian Brun tente avec succès de répondre.

Car lorsque la symptomatologie rhumatismale est présente, cela signifie l'échec d'un dépistage précoce. Traiter, c'est bien, prévenir, c'est encore mieux ! À n'en pas douter, c'est lorsque les professionnels de la santé s'ouvriront à une démarche de réflexion comme celle réalisée par l'auteur de ce livre que seront dépistés, pris en compte et « normalisés » les signes précurseurs à un processus rhumatismal, où qu'ils puissent se trouver : au niveau métabolique, somatique, émotionnel ou nutritionnel.

*« Je ne sais partager que l'amour,*
*non la haine. »*
Sophocle (vers 495-406 av. J.-C.)

## *Introduction*

Arthrose, arthrite, lumbago, sciatique et tous les rhumatismes en général constituent certainement un des maux (ou des mots) parmi les plus courants de notre siècle. Mais comment savoir si ce sont les mots (dits ou non dits) qui sont à l'origine des maux rhumatismaux (psychosomatique) ou si ce sont les maux qui engendrent les mots pour les qualifier (somatopsychique) ?

À cause d'étiologies multiples et de mécanismes complexes, le traitement et la guérison des rhumatismes dans leur ensemble présente toujours de grandes difficultés au corps médical, qui ne peut généralement que prescrire des produits antalgiques, des anti-inflammatoires, voire des infiltrations… Et plus tard, le moment venu, une intervention chirurgicale peut être proposée pour une pose de prothèses.

Ces médicaments de confort sont forts utiles, mais inefficaces pour guérir au sens étymologique du terme. Les causes apparentes ou invisibles des rhumatismes sont variées (articulaires, tendineuses, musculaires, immunologiques, nerveuses, génétiques) ou encore totalement inconnues, ce qui explique les difficultés pour solutionner durablement le problème des pathologies dites rhumatismales.

Bien entendu, les méthodes et les opinions divergent entre médecins allopathes et praticiens de santé-naturopathes quant à la genèse de ces pathologies, et donc quant à leur approche thérapeutique curative ou préventive.

En revanche, une chose est certaine et reconnue de tous : c'est la manifestation fonctionnelle la plus courante dans un rhumatisme, quelles que soient sa ou ses causes, son origine, sa chronicité et les éventuelles déformations. Généralement, c'est la douleur qui est le point commun de tous les rhumatismes articulaires. Bien entendu, elle est plus ou moins intense et supportable, entraînant une éventuelle altération de la mobilité.

Les statistiques médicales actuelles montrent que les affections rhumatismales dans leur ensemble occupent la troisième place, après les pathologies cardiovasculaires et nerveuses (insomnies, dépressions nerveuses).

En France, on estime que près de 15 millions de personnes consultent pour des douleurs liées aux rhumatismes, dont 5 à 8 millions pour l'arthritisme.

Plus surprenant encore :

- après 18 ans, 50 % des Français souffrent de mal au dos d'origine rhumatismale,
- 10 % de la clientèle des médecins libéraux consultent pour une affection rhumatismale (22 millions de consultations par an),
- les douleurs rhumatismales entraînent la perte de 20 millions de journées de travail par an,
- 65 000 personnes prennent une retraite anticipée pour cause de douleurs rhumatismales, entraînant quelquefois une impotence,
- 600 000 personnes souffrent de polyarthrite rhumatoïde,

- 2 millions de personnes sont atteintes d'arthrite ou d'arthrose de la hanche (coxarthrose),
- 100 000 personnes souffrent de goutte,
- sans omettre l'arthrose du genou (gonarthrose), les douleurs de la colonne vertébrale ainsi que les algodystrophies diverses…

Les rhumatismes touchent 62 % des femmes pour seulement 38 % des hommes.

L'arthrose handicape 58 % des hommes et 68 % des femmes de 65 à 85 ans, et 85 % de la population de plus de 85 ans. Le coût total a été de à 1,6 milliard d'euros en 2002, ce qui représentait environ 1,7 % des dépenses de l'assurance-maladie. En 2008, ce coût a atteint la somme de 2,6 milliards d'euros, chiffre qu'il convient certainement de multiplier par deux d'ici les années 2020.

Certaines variétés de rhumatismes sont très connues, telles l'arthrose et les douleurs dorsales. D'autres, plus rares, le sont moins, comme la spondylarthrite ankylosante ou l'arthrite chronique juvénile.

Il existe environ 300 variétés de rhumatismes dont la cause primaire, pour nous praticiens de santé, revêt toujours la même forme : *l'acidisme humoral*. C'est dire que les causes sont, semble-t-il, moins multifactorielles que pour certaines autres affections, par exemple l'asthme, la constipation et les autres pathologies côloniques…

Notons en outre que le mental ne joue pas un rôle primaire, mais un rôle « provocateur », « déclencheur » dans cet ensemble pathologique. Certes, la puissance du psychisme (psychosomatique) est réelle, mais il doit y avoir obligatoirement un terrain propice pour l'éclosion de la pathologie.

Maintenant, on peut poser la question suivante : et si cet acidisme humoral n'était que l'expression, la manifestation corporelle d'émotions non exprimées et refoulées, enfouies et mémorisées cellulairement depuis la naissance et parfois même au-delà ? *Nous serions donc tous prisonniers de notre passé dans notre façon de réagir au présent ainsi que dans nos comportements quotidiens.*

Reste à savoir décoder ce que le corps exprime par ces douleurs et/ou raideurs rhumatismales !

L'aspect symbolique de certaines articulations permet de mettre en évidence des problématiques psychologiques intéressantes. Vouloir résoudre les désordres articulaires et rhumatismaux sans s'intéresser à cet aspect plus subtil ne peut conduire qu'à des récidives ou à des échecs thérapeutiques. Ainsi verra-t-on des gens manifester des douleurs au niveau du dos, des épaules ou des genoux, pour ceux qui ne veulent pas *plier* devant les contraintes professionnelles, par exemple.

Le phénomène des rhumatismes dans leur ensemble est donc très important, complexe et mérite une attention toute particulière.

En 1990, on a recensé 1,7 million de fractures de la hanche dans le monde et ce chiffre devrait atteindre 6 millions d'ici à 2050.

La polyarthrite rhumatoïde, qui débute souvent entre 20 et 40 ans, est une pathologie chronique invalidante qui touche entre 0,3 et 1 % de la population mondiale...

L'arthrose est l'une des dix maladies les plus invalidantes dans les pays développés. À l'échelle mondiale, on estime que 96 % des hommes et 18 % des femmes âgés de plus de 60 ans en souffrent. (Source : OMS, 27 octobre 2003)

*Soigner un ou des symptômes*
*ou guérir une vie entière ?*

*« L'essentiel n'est pas de vivre,*
*mais de bien vivre. »*
**Platon**

# Avant-propos

Avant d'étudier plus intimement le problème des arthritismes et rhumatismes, il est nécessaire de définir l'appareil locomoteur sur lequel la pathologie arthritique « sévira », les acteurs qui entreront en scène, l'articulation et la différence entre rhumatisme et arthritisme.

## Qu'est-ce qu'une articulation ?

Savoir ce qu'est une articulation *normale* permettra de connaître ensuite ce qu'est une articulation dite *anormale.* Toutes les articulations ont à peu près la même organisation :

- une articulation permet à deux os de se mouvoir l'un par rapport à l'autre ;
- chaque os présente à son extrémité des couches de cartilage, c'est-à-dire une structure très glissante permettant aux os d'entrer en contact et de glisser l'un sur l'autre avec un coefficient de friction très bas.

Le cartilage est constitué de fibres de collagène dans lesquelles se trouve la substance fondamentale formée de glycoprotéines et de protéoglycanes (mucopolysaccharides) ainsi que les cellules propres au cartilage : les chondrocytes.
Le collagène est très résistant aux enzymes protéolytiques. Cependant, dans certaines affections telles que la polyarthrite rhumatoïde et l'arthrose, on décèle dans la synoviale une enzyme nommée *collagénase* qui détruit ce collagène.
Les fibres de collagène ne sont plus synthétisées chez l'adulte.
Le cartilage est nourri par le liquide synovial et ne possède ni nerfs, ni vaisseaux sanguins. N'étant pas innervé, l'arthrose peut donc se développer sans douleur.
Le cartilage est très mince par rapport aux os : 2 à 4 mm au niveau de la hanche et 6 à 7 mm au niveau du genou.

L'extrémité des os et le cartilage qui les recouvre se trouvent à l'intérieur d'une sorte de capsule qui ferme l'articulation. Cette capsule ainsi que les ligaments annexes maintiennent la cavité en place et le contact entre les extrémités osseuses.

Généralement, les ligaments sont extra-articulaires, sauf pour les genoux où ils sont croisés et intra-articulaires. La capsule est doublée à l'intérieur par une autre membrane, que l'on appelle *membrane synoviale.*

Les ligaments sont innervés et sensibles à la douleur (par exemple dans l'entorse). Quant aux tendons, constitués de centaines de fibres, ils peuvent s'effilocher et être à la base d'une tendinite.

La capsule articulaire contient une petite quantité de liquide appelé *synovie*, lubrifiant de l'articulation et liquide nourricier du cartilage. Ce liquide possède la même composition que le plasma sanguin avec, en plus, des mucopolysaccharides (glucoprotéines) qui augmentent en cas d'inflammation.

La synovie est sécrétée par la synoviale. Si cette dernière est enflammée, elle peut sécréter un excès de liquide appelé *épanchement de synovie*.

La synoviale assure le *nettoyage* de l'articulation en digérant les petits débris cartilagineux ou osseux. Dans le cas de l'arthrose, cette fonction d'épuration est dépassée.

Ainsi, dans une pathologie rhumatismale articulaire, chacun des éléments composant l'articulation peut être atteint, en fonction du tempérament, de l'hérédité et des dispositions prises dès l'apparition des douleurs. Ceci explique également la multitude de douleurs et de variétés de rhumatismes articulaires.

On peut se demander alors pourquoi les articulations – à défaut d'autres organes – sont si souvent le siège de rhumatismes ?

Rappelons à ce propos quelques notions de géographie : les fleuves et rivières coulent de la source à l'embouchure en suivant des circuits qui ne sont pas toujours (et heureusement) droits et contiennent des coudes. Les déchets véhiculés par l'eau se déposent au niveau de ces coudes au moment où la circulation est ralentie. Parfois, ils s'y accumulent et forment peu à peu des alluvions, c'est-à-dire des dépôts de sédiments.

Transposons cette explication à notre organisme humain et nous comprendrons pourquoi, aux niveaux des articulations, là où la circulation est ralentie, les sels résultant du « tamponnage » des acides par les minéraux (bases), constituant la boîte articulaire, se déposent en provoquant des douleurs plus ou moins intenses.

Il va de soi que ces dépôts peuvent se faire plus rapidement et en quantité plus importante si le sujet est davantage enclin à la chaise longue (sédentarité) qu'à l'exercice physique.

## *Les principales pathologies de l'appareil locomoteur*

### Les pathologies osseuses

- **Ostéoporose :** déminéralisation, décalcification de l'os qui devient poreux et même translucide aux rayons X. Il s'agit d'un trouble du métabolisme du calcium, du phosphore et de la vitamine D, dû à de multiples causes telles qu'iatrogènes.
- **Ostéomalacie :** chez l'enfant, elle se traduit par du rachitisme, affection due à une diminution de la concentration phosphocalcique tissulaire, caractérisée par un défaut dans la calcification de la matrice protéique des os qui entraîne des douleurs et des déformations osseuses.
- **Pathologies en rapport avec les glandes endocrines** (parathyroïdes, surrénales, thyroïde).
- **Maladie de Paget :** affection chronique caractérisée par un bouleversement architectural des os et une fibrose médullaire provoquant des déformations progressives des os des membres (en parenthèse), du rachis (cyphose ou scoliose) et du crâne (augmentation de la voûte crânienne).
- **Scoliose :** affection caractérisée par une déviation latérale du rachis.
- **Hernie discale :** saillie anormale du disque intervertébral dans le canal rachidien, due à l'expulsion, en arrière, à la suite d'un traumatisme du *nucleus pulposus*.
- **Ostéite :** affection infectieuse des os.
- **Tumeurs bénignes ou malignes primaires ou cancer secondaire...**

## Les pathologies articulaires

- **Arthrite, arthrose, arthralgies diverses** en fonction des articulations considérées (périarthrite scapulo-humérale, **coxarthrose** (hanche), **gonarthrose** (genou), **hallux rigidus** (première articulation métatarso-phalangienne), **cervicarthrose, dorsarthrose, lombarthrose, polyarthrite rhumatoïde, spondylarthrite ankylosante, rhumatisme psoriasique, pseudo-polyarthrite rhizomélique, arthrose posttraumatique, synovites, tendinites, épicondylites** (tennis elbow), goutte…

## Les pathologies musculaires

- **Crampes** : contractures subites et douloureuses d'un muscle ou d'un groupe de muscles (souvent au niveau des membres inférieurs).
- **Torticolis** : douleur aiguë de la nuque avec impossibilité de bouger la tête (origine ostéocervicale ou musculaire).

## Les pathologies nerveuses

- **Sciatique** : affection caractérisée par des douleurs irradiées le long du trajet du nerf sciatique.
- **Syndrome du canal carpien** : compression douloureuse du nerf médian dans la gouttière carpienne par une hyperplasie synoviale ou une ténosynovite (inflammation des gaines synoviales).

## *Rhumatismes et arthritismes*

Dans le langage courant, nous employons aussi bien les termes de *rhumatisme* que d'*arthritisme* ou d'*arthrose.* C'est en fait une faute et un abus de langage. En effet, le mot rhumatisme est actuellement employé pour désigner un ensemble d'affections touchant les articulations, mais il faut savoir qu'il peut y avoir des rhumatismes ne touchant pas seulement les boîtes articulaires, comme le rhumatisme du cuir chevelu (calvitie) ou de la peau (eczéma sec).

Étymologiquement, les mots arthrite et arthrose viennent du grec *artron = articulation,* de *ite = atteinte aiguë* et de *ose = atteinte chronique.* Et le mot rhumatisme dérive du grec *rheuma = fluxion, gonflement.* Rhumatisme est donc le terme général des affections ayant pour genèse l'acidisme humoral. L'arthrite et l'arthrose sont les rhumatismes de l'articulation.

Dans cet ouvrage et pour ne pas encombrer le sujet, nous emploierons les termes rhumatisme, arthrite et arthrose dans leur signification populaire.

À ce stade de l'étude des rhumatismes en général, précisons qu'il n'y a pas un rhumatisme, mais des rhumatismes, avec des origines apparentes diverses, les plus connues étant dégénératives, inflammatoires, traumatiques, immunologiques, métaboliques, génétiques…, mais quoi qu'on en dise, toujours sur un terrain spécifique d'acidose.

Depuis toujours, le rhumatisme articulaire a été reconnu par certains symptômes très caractéristiques qu'Hippocrate classait ainsi :

- *calor* (chaleur),
- *dolor* (douleur),
- *rubor* (rougeur),
- *tumor* (grosseur) : parfois, les boîtes articulaires gonflent (mais ce n'est pas toujours le cas).

Dans les rhumatismes articulaires, on peut distinguer cinq grands groupes :

1 • Les *arthralgies* qui correspondent à un état aigu. Il s'agit d'un fait exceptionnel qui ne réapparaît pas immédiatement dans le temps.

2 • Les *arthrites ou rhumatismes inflammatoires,* qui correspondent aussi à la phase aiguë, mais récidivante, avec une articulation chaude, rouge et douloureuse.
L'inflammation touche la synoviale, qui sécrétera alors une quantité anormale de liquide synovial et entraînera un gonflement douloureux. Dans ce groupe, on classe entre autres les rhumatismes d'origine infectieuse comme le R.A.A (maladie de Bouillaud[2]), la polyarthrite rhumatoïde[3], la spondylarthrite ankylosante[4], maladie de Dupuytren[5]…

3 • L'*arthrose* qui correspond aux rhumatismes dégénératifs et chroniques : c'est une altération du cartilage, associée ou non à une prolifération osseuse (becs de perroquet sur colonne vertébrale) et déformation (polyarthrite

---

[2] Généralement suite à une angine rouge (entre 7 et 14 ans). Présence dans les analyses d'une infection due, semble-t-il, officiellement à une bactérie : le streptocoque A bêta hémolytique. Les douleurs articulaires sont très vives : polyarthrites avec fièvre plus ou moins forte, transpiration, quelquefois anémie, albuminurie, tachycardie, hyperfibrinémie et élévation de la vitesse de sédimentation. Certains viscères peuvent être atteints, tels que le cœur, la plèvre (pleurésie), le cerveau. Généralement, le R.A.A disparaît sans trace, mais si non soigné, des lésions cardiaques définitives (lésions mitrales) ainsi que rénales peuvent en résulter.

[3] 8 fois sur 10 chez la femme raideur, engourdissement (matin) des articulations des doigts, poignets, chevilles et pieds. Puis extension par poussées aux mains, hanches, genoux avec nodosités, puis atteinte de l'état général.

[4] Arthrite du bassin et de la colonne vertébrale, principalement entre 15 et 35 ans et pour 90 % chez l'homme. C'est une arthrite intervertébrale multiple, extensive, d'évolution chronique et ankylosante. Dans 90 % des cas, on retrouve la présence de HLA B 27.

[5] Affection caractérisée par l'épaississement et le raccourcissement de l'aponévrose palmaire qui entraînent la formation de nodules et la flexion progressive des 4 et 5es doigts.

chronique évolutive – P.C.E), coxarthrose, gonarthrose, rhizarthrose (pouce)...

4 • Les *rhumatismes métaboliques*, tels que la goutte, due à un excès d'acide urique[6] dans le sang, provoquant une formation de cristaux d'urates qui envahissent l'articulation et produisent une irritation de la synovie et des membranes avoisinantes. Il existe aussi la chondrocalcinose (de plus en plus fréquente), due à des dépôts de microcristaux, avec des calcifications importantes.

5 • Les *rhumatismes périarticulaires* concernent les tendons, les ligaments, subissant des irritations et des détériorations.

Schématiquement et pour simplifier, on peut classer les rhumatismes articulaires dans deux grandes catégories : les arthroses et les arthrites.

- Dans l'*arthrose*, c'est le cartilage qui est atteint, empêchant l'articulation de fonctionner normalement, avec plus ou moins de craquements. Si la gêne est très importante, la mobilité peut se réduire considérablement et aller éventuellement jusqu'au blocage complet. Dans ce type de rhumatisme, il n'y a ni rougeur, ni gonflement, ni inflammation. *L'arthrose est le rhumatisme articulaire chronique.*
- Dans l'*arthrite* par contre, le cartilage n'est pas atteint, mais la membrane synoviale est enflammée, le volume de la synovie est accru, entraînant un gonflement de la boîte articulaire ainsi qu'une rougeur localisée. *L'arthrite est le rhumatisme articulaire aigu inflammatoire.*

[6] Acide urique provenant du métabolisme des nucléoprotéines, généralement issu des produits carnés. À noter cependant que certaines légumineuses (soja, lentilles, pois chiches...) possèdent une grande quantité de purines qui se transformeront en acide urique

*« J'ai décidé d'être heureux*
*parce que c'est bon pour la santé. »*
Voltaire (1694-1778)

# I

# Les arthrites

L'arthrite est une atteinte articulaire due à une inflammation de l'articulation, et plus exactement du liquide synovial et de la membrane synoviale. Officiellement, cette inflammation peut être d'origine microbienne, virale ou de cause inconnue (antigènes).

## Les mécanismes inflammatoires

L'inflammation est une réaction salutaire de l'organisme face à une agression tissulaire. Elle se caractérise par deux types :

- réaction locale avec rougeur, chaleur, douleur et tumeur (œdème),
- réaction générale avec fièvre, hyperleucocytose et augmentation du taux des protéines inflammatoires.

Les trois variétés de cellules, clés de l'inflammation, sont les polynucléaires, les monocytes et les plaquettes, qui sont riches en acide gras arachidonique (précurseur de certaines prostaglandines).

## Genèse d'une inflammation

Quelle que soit la localisation ou la manifestation (articulations, vaisseaux, cellules, organes), le processus inflammatoire est le plus souvent identique.

Les phospholipides membranaires, après un signal d'activation par action enzymatique (phospholipase A2 ou PLA2), génèrent l'acide arachidonique.

Par deux voies (cyclooxygénase et lipooxygénase), ce dernier produira, libérera et/ou entretiendra les médiateurs de l'inflammation et de la douleur : prostaglandines, prostacyclines, thromboxanes, leucotriènes. Ceux-ci ont des fonctions variables : vasodilatation, activation et entretien de l'inflammation, délai de réponse, douleur... Les conséquences en sont lourdes : destructions des tissus, des cartilages, des parois, des cellules...

D'autres intervenants s'activent pour l'entretien, l'aggravation ou la modération de ces phénomènes : antiradicalaires, médiateurs, métaux, vitamines, hormones. Des messages – cytokines – sont échangés entre les cellules et l'équilibre des systèmes est relatif et fragile. Les produits bactériens peuvent aussi induire la synthèse de cytokines générant l'inflammation.

Les oligo-métaux et les substances médiatrices bloquent différents points de cette chaîne. Ainsi, les salicylés bloquent la voie de la cyclooxygénase (Laboratoire Phyto-Énergétique de Vichy).

On distingue plusieurs variétés d'arthrite (toujours sur un terrain acide) :

- des arthrites infectieuses, dues à des agents extérieurs pathogènes très divers (microbes),
- des arthrites réactionnelles ou dites réactives, dues également à une infection, mais située à distance de l'articulation (ORL, génital),
- des arthrites microcristallines dues, par exemple, à la présence de cristaux d'acide urique (que l'on peut classer également dans une catégorie spéciale de rhumatisme métabolique),
- des arthrites auto-immunes provoquées, semble-t-il, par une disharmonie du système immunitaire qui ne se reconnaît plus et s'autodétruit.

Le système immunitaire continuera de former des anticorps qui attaqueront les articulations alors que l'agent infectieux ayant déclenché la réaction a disparu. Ces affections auto-immunes surviennent généralement sur des terrains génétiques particuliers.

C'est le typage HLA (Human Leucocyte Antigène), découvert par le professeur Jean Dausset (prix Nobel de physiologie et de médecine en 1980), qui permet de distinguer les terrains prédisposés génétiquement à ces pathologies auto-immunes articulaires.

Ainsi, le HLA DR4 est spécifique dans la polyarthrite, et le HLA B27 dans la spondylarthrite ankylosante.

L'arthrite, rhumatisme aigu, peut intéresser une ou plusieurs articulations. Elle peut survenir brutalement chez des sujets même très jeunes – de 1 à 20 ans (contrairement à l'arthrose). L'articulation est classiquement chaude, rouge, douloureuse et enflée.

C'est le rhumatisme articulaire aigu (RAA), succédant à une angine à streptocoques A bêta-hémolytique (parce que sécrétant la streptolysine, un poison pour l'organisme humain) qui représente un danger pour les enfants entre 7 et 12 ans. Ce germe est également responsable de certaines otites, scarlatines, sinusites.

Suite à une angine apparemment banale, 10 à 15 jours après l'infection, le RAA peut toucher une ou deux articulations (sans signes inflammatoires nets, puis la douleur disparaît), mais c'est surtout le cœur qui peut être atteint définitivement, avec son cortège de pathologies handicapantes, voire mortelles.

Seul 1 % de toutes les angines à streptocoques entraîne des complications. Cependant, toute angine à streptocoques constituant un risque de RAA est actuellement traitée par antibiothérapie, associée à la cortisone en cas d'atteintes articulaires.

## La polyarthrite rhumatoïde (PR)

La polyarthrite rhumatoïde est une variété rhumatismale qui s'accompagne de douleurs multiples. Actuellement, 600 000 personnes souffrent de cette pathologie en France. Elle peut frapper à tout âge, avec une préférence pour les 40 à 60 ans, et touche trois fois plus de femmes que d'hommes.

La PR est très douloureuse aussi bien le jour que la nuit (seconde partie nocturne), au repos ou en activité. Elle peut conduire à l'invalidité avec une évolution plus ou moins rapide, par poussées entrecoupées de rémissions. Ces conditions en font une pathologie très éprouvante psychologiquement.

Généralement, les mains et les pieds sont atteints en premier : les articulations sont gonflées, raides, chaudes et douloureuses. On constate souvent très tôt des déformations des articulations (doigts, poignets, genoux). Une très grande fatigue les accompagne.

Biologiquement, on note que la vitesse de sédimentation est bien accélérée, que les globulines sont augmentées et l'on trouve la présence d'un facteur rhumatoïde élevé (Latex, Waaler Rose).

Actuellement, la PR ne peut pas être guérie. La cause de cette maladie est immunologique, c'est-à-dire que le malade fabrique des anticorps contre ses propres tissus articulaires. L'origine est soit virale, soit due à un dysfonctionnement lymphocytaire. Cependant, les médicaments anti-inflammatoires non stéroïdiens (sans cortisone) et ceux dérivés de la cortisone (cortancyl, solupred...), ainsi que les analgésiques (paracétamol), réduisent l'inflammation et donc la douleur, ce qui permet aux malades de mener une vie plus active.

Tous ces médicaments actifs dits de « confort » (mais combien utiles et indispensables) ont des effets secondaires plus ou moins graves et plus ou moins fréquents.

Les traitements locaux, consistant en des infiltrations à l'intérieur ou autour des articulations d'un dérivé de la cortisone, procurent un soulagement quasi immédiat, mais ne garantissent pas les rechutes possibles et quasi inévitables.

Un autre traitement local, la synoviorthèse, est l'injection dans l'articulation d'un produit radioactif qui bloque l'inflammation de la membrane synoviale en la « tannant ».

L'effet se produit après quelques semaines et peut durer 1 à 2 ans en moyenne. Dans certains cas, la chirurgie dite préventive peut être proposée avec, par exemple :

- synovectomie : enlèvement de la membrane synoviale (souvent pour dégager les tendons au niveau des poignets – tenosynovectomie – mais aussi au niveau des genoux),
- chirurgie réparatrice : mise en place de prothèses,
- arthrodèse : consiste à bloquer artificiellement une articulation par soudure des os, ce qui réduit la douleur sans gêne excessive.

## La spondylarthrite ankylosante

Dans cette variété d'arthrite, les hommes sont davantage atteints que les femmes (90 %), et principalement les jeunes de 15 à 35 ans. Elle atteint les articulations du bassin ainsi que celles de la colonne vertébrale.

Une théorie causale explique qu'il y a formation d'un granulome (amas de cellules telles que polynucléaires et lymphocytes avec du tissu fibreux). Ce granulome progresse le long de la colonne vertébrale et se changera progressivement en sels de calcium puisés dans les os vertébraux, constituant un amalgame ressemblant à du tissu osseux qui, peu à peu, soudera les vertèbres entre elles, provoquant une immobilisation et une ankylose.

Quoi qu'il en soit, la maladie débute par des douleurs lombaires et dans les fesses, irradiant vers les cuisses, faisant croire à une sciatique. Une autre localisation typique est le talon (talalgie).

Les deux membres inférieurs sont souvent touchés par la douleur, qui est surtout vive la nuit et le matin au réveil. De plus, elle est résistante aux analgésiques classiques.

Au début, la maladie évolue par poussées suivies de rémissions, qui deviennent de plus en plus courtes. Sans traitement, la raideur s'installe au bout de quelques années, puis l'ankylose s'étend à la colonne vertébrale et aux articulations des membres inférieurs (hanches, genoux) ou supérieurs (épaules).

Certaines atteintes non articulaires peuvent s'associer à cette panoplie de signes. Ainsi, l'iridocyclite, atteinte de l'iris (œil rouge), doit être traitée rapidement pour éviter la perte de la vue.

Radiologiquement, on aperçoit une altération de l'articulation sacro-iliaque. On voit alors se former un pont osseux passant d'une vertèbre osseuse par-dessus le disque intervertébral, formant un syndésmophyte.

Les examens biologiques sont sensiblement identiques à ceux de la polyarthrite rhumatoïde.

Cette pathologie est souvent héréditaire : 80 % à 95 % des spondylarthrites sont porteurs de l'antigène HLA B27, découverte qui a valu le prix Nobel au professeur Jean Dausset[7] (1916-2009).

Mais attention, le fait d'être porteur du HLA B27 n'implique pas que cette personne développe systématiquement une spondylarthrite ankylosante. Cependant, elle a sept fois plus de risques d'en être atteinte si elle ne réforme pas son hygiène de vie (voir stratégies et conseils naturopathiques).

Le traitement médical actuel consiste à calmer l'inflammation et les douleurs.

[7] Il existe des groupes tissulaires comme il existe des groupes sanguins. Cette découverte a permis entre autres d'effectuer un grand pas concernant les transplantations et greffes d'organes (compatibilité tissulaire entre donneur et receveur).

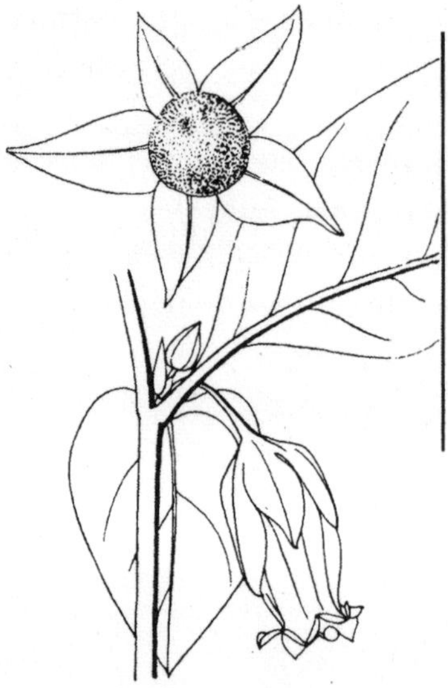

*« Travailler donc à bien penser :*
*voilà le principe de la morale. »*
Blaise Pascal (1623-1662)

# II

# Les arthroses

L'arthrose correspond à un vieillissement des articulations par altération du cartilage. Il est vrai que l'usure du cartilage est un effet normal du vieillissement, mais si elle est prématurée (avant 50 ans), elle devient pathologique et invalidante par la gêne qui se produira lors de tout mouvement. *Cela explique aussi pourquoi l'on dit que l'arthrose n'est pas la maladie essentielle des gens âgés.*

80 % des rhumatismes sont d'origine arthrosique. L'arthrose est aussi deux fois plus fréquente que les maladies cardiaques et touche plus souvent les hommes que les femmes.

Au début, les articulations deviennent raides et il faut, au réveil, faire quelques mouvements pour se remettre « en marche ». Puis, autour des articulations arthrosiques poussent des excroissances osseuses en forme d'épines de ronces : les ostéophytes. Au niveau de la colonne vertébrale, on les appelle des « becs de perroquet ».

Cliniquement, ces maladies provoquent des raideurs, des douleurs sourdes peu violentes, aggravées généralement par le mouvement, avec craquement des articulations, déformations, limitation des mouvements, voire impotence partielle ou totale.

Officiellement, on pense que certaines circonstances favoriseraient l'arthrose ou en seraient la cause. Ainsi :

- L'hérédité, qui est depuis quelques années la référence quand on veut se déculpabiliser. Certes, elle existe réellement, mais plutôt que de se retrancher derrière cette hérédité indélébile et non correctrice, s'est-on intéressé à l'hérédité de l'hygiène de vie, c'est-à-dire à l'alimentation, à la sédentarité... ?
  Il existe des familles entières qui pratiquent depuis de nombreuses générations le sport... uniquement dans leur fauteuil, le samedi après-midi ! Et d'autres qui suivent « héréditairement » les conseils et recettes culinaires de l'arrière-grand-mère. Alors, *est-ce vraiment l'hérédité génétique qui doit être mise en jeu ?*
- La déficience de l'appareil immunitaire, qui a perdu la faculté de distinguer les antigènes externes contre lesquels il se défend de ceux qui font partie de son organisme (auto-antigènes) contre lesquels il ne doit pas se mobiliser. *L'arthrose serait donc une maladie auto-immune.* Cette théorie est de plus en plus répandue dans le monde médical allopathique... Reste à savoir le pourquoi de cette déficience immunitaire ! Médicaments, stress, alimentation... ? Et si ce dérèglement immunitaire n'était qu'une autodestruction inconsciente, un suicide face à des situations pénibles sur lesquelles nous ne pouvons « réagir », mais seulement « subir » ? Est-ce l'inhibition de l'action qui caractérise notre société moderne ?

- Les traumatismes répétitifs (arthrose secondaire ou mécanique) lors d'activités professionnelles (conducteurs de tracteurs, pianistes), sportives (compétitions) ou par excès pondéral, engendrant une hyperpression sur un cartilage à l'origine normal, pourraient, à la longue, détériorer l'articulation et provoquer l'arthrose.
- La malformation congénitale d'une ou plusieurs articulations. Ces dernières, en supportant le poids du corps (augmentant avec l'âge), peuvent s'abîmer et ainsi générer de l'arthrose à l'âge adulte.
- La mauvaise circulation sanguine, entraînant une mauvaise ou défectueuse irrigation des os, serait la cause de la nécrose osseuse et les extrémités deviendraient plus tard le siège d'arthrose.
- Le dérèglement hormonal inévitable à l'approche de la ménopause pourrait aussi être mis en cause. Les médecins se sont aperçus que l'arthrose se déclenche chez les femmes au moment de la ménopause. Les hormones sécrétées avant la ménopause protégeraient les articulations. Ceci explique clairement pourquoi, à l'approche de la ménopause, beaucoup de femmes souhaitent actuellement bénéficier d'un traitement hormonal de substitution[8].

Au niveau radiologique, les arthroses laissent apparaître une diminution de l'épaisseur du cartilage et une densification des os. En effet, au niveau du cartilage, on observe une diminution des protéoglycanes et une prolifération des cellules du cartilage : les chondrocytes (par tentative de réparation).

Au niveau de l'os, on observe une ostéogenèse sous-chondrale (augmentation de la synthèse des ostéoblastes et diminution de l'élasticité de l'os), c'est-à-dire un épaississement de l'os situé directement sous le cartilage, ainsi que

[8] Voir à ce propos *L'ostéoporose... exactement !* du Dr Ph. Keros, Éd. Jouvence, 2002.

la présence des fameux « becs de perroquet », appelés plus scientifiquement ostéophytes, qui ne sont en fait que des manifestations d'autodéfense (destinées à limiter les mouvements, répartir plus harmonieusement les pressions et diminuer les douleurs) et non le signe de la maladie arthrosique.

Ainsi, au niveau des vertèbres, les ostéophytes augmentent-ils l'espace entre les vertèbres, agrandissant ainsi le trou de conjugaison par lequel sort la racine d'un nerf rachidien issu de la moelle épinière.

Quelle que soit la variété d'arthrose, le processus d'atteinte du cartilage reste le même. Les cellules du cartilage (chondrocytes) subissant des pressions répétitives non adaptées, provoquent une libération d'enzymes protéolytiques dégradateurs (métalloprotéinases : protéoglycanases et collagénases) du cartilage.

Au niveau biochimique, il y a donc une diminution des protéoglycanes, de l'acide hyaluronique et du collagène. Au début, le cartilage jaunit, puis il s'amincit, devient rugueux et se fissure. Quelquefois, les os peuvent être atteints, provoquant des frottements difficiles et des petits débris d'os et de cartilage.

Ces derniers se déversent alors dans le liquide synovial qui s'irrite et génère une réaction inflammatoire. L'os ainsi que le cartilage étant atteints, l'articulation se désaxe et adopte des positions pathologiques. Ces dernières irritent de plus en plus l'os qui produit à son tour des bourgeons très localisés, des sortes d'écoulements.

On distingue plusieurs variétés d'arthroses en fonction de la localisation (source : www.aflar.org) :

- **cervicarthrose** : arthrose de la colonne cervicale (la plus fréquente aux alentours de la quarantaine – NdA),
- **dorsarthrose** : arthrose de la colonne dorsale,
- **lombarthrose** : arthrose de la colonne lombaire,
- **omarthrose** : arthrose de l'articulation de l'épaule,
- **arthrose sterno-claviculaire** : arthrose entre le sternum et la clavicule,
- **arthrose acromio-claviculaire** : arthrose entre l'omoplate et la clavicule,
- **syndrome de Tietze** : arthrose entre le sternum et les cartilages costaux,
- **arthrose du poignet** : arthrose du carpe ou radiocarpienne,
- **rhizarthrose du pouce** : arthrose à la base du pouce,
- **arthrose métacarpophalangienne** : nodosités d'Herberden, nodosités de Bouchard, arthrose érosive des doigts = différentes formes d'arthrose entre les phalanges,
- **arthrose temporomaxillaire** : arthrose de la mâchoire,
- **arthrose sacro-iliaque** : arthrose entre l'aile iliaque et le sacrum,
- **coxarthrose** : arthrose de la hanche (variété fréquente dans certaines régions de France, due à une anomalie génétique – NdA),
- **gonarthrose** : arthrose du genou,
- **arthrose tibiotarsienne** : arthrose de la cheville,
- **arthrose astragalo-calcanéenne** : arthrose scaphoastra-galienne, arthrose de l'interligne de Chopard, arthrose de l'interligne de Lisfranc = arthrose des différents os du pied,
- **arthrose phalangophalangienne** : arthrose des orteils,
- **arthrose métatarsophalangienne** : arthrose des orteils,
- **hallux valgus** : arthrose du gros orteil ou « oignon du pied ».

## L'arthrose cervicale

C'est une forme d'arthrose très fréquente aux alentours de 40 ans. De plus, les accidentés qui ont subi le « coup du lapin » sont plus exposés à cette forme d'arthrose.

L'arthrose cervicale évolue lentement, avec quelquefois des rémissions de plusieurs années. Généralement, les muscles cervicaux ainsi que les trapèzes sont contractés pour bloquer la tête dans une certaine position dite de confort (avec le moins de douleur).

Les mouvements de rotation et de flexion latérale de la tête réveillent les douleurs et provoquent des craquements. Les douleurs sont diffuses et plus fortes d'un côté, en irradiant vers l'occiput (douleur céphalique) et l'épaule (névralgie cervicobrachiale ou sciatique du bras).

Les douleurs sont mécaniques, c'est-à-dire calmées par le repos et réveillées ou augmentées par les mouvements du cou.

## L'arthrose du genou (gonarthrose)

Deux variétés existent :

- *primitive :* les surfaces articulaires sont alignées, mais il y a usure,
- *secondaire :* les surfaces articulaires sont mal positionnées.

Un mauvais axe entre le fémur et le tibia provoque une déviation :

- *en dehors :* genou en X = le *genu valgum*,
- *en dedans :* genou en losange = le *genu varum*.

En cas de gonarthrose, le genou craque généralement lors de certains mouvements ; il est douloureux à la montée ou à la descente des escaliers et lorsqu'on s'accroupit. La fatigue augmente la douleur tandis que le repos l'estompe. En outre, la prise de poids fait supporter un excédent aux genoux qui souffrent.

Il faut savoir que la gonarthrose évolue et dégénère plus rapidement chez les obèses. À la marche, la charge supportée par chaque genou est égale (à cause des forces d'inertie dues aux mouvements du corps) à 5 à 6 fois le poids du corps ! Au repos, le genou supporte 43 % de ce poids.

Autre constatation :

- 30 % des personnes souffrant de gonarthrose souffrent de varices,
- 50 % des variqueux ont de l'arthrose.

Il ne faut pas pour autant conclure trop hâtivement en affirmant que la stase veineuse puisse entraîner à plus ou moins long terme une fragilisation des cartilages, et donc être responsable de l'arthrose des genoux. La douleur siège généralement dans la partie antéro-interne du genou. On constate quelquefois une hydarthrose, c'est-à-dire de l'eau dans l'articulation, ainsi qu'une ostéophytose rotulienne supérieure et inférieure.

Médicalement, en plus des anti-inflammatoires et des analgésiques, on propose de maigrir si nécessaire, de limiter la marche et la station debout, d'éviter les sports dits à risque tel le tennis, et de se reposer en position allongée.

Quelquefois, la chirurgie est indispensable et propose de recentrer les os ou la rotule ou d'implanter des prothèses partielles ou totales.

## L'arthrose de la hanche (coxarthrose)

Variété d'arthrose fréquente dans certaines régions de France, elle serait due à une anomalie génétique. Voilà pourquoi dans les maternités, on détecte systématiquement les luxations de la hanche chez les nouveau-nés. On appelle ce dépistage « le signe du ressaut » ou « signe d'Ortolani ». Le résultat est inscrit sur le carnet de santé.

On dit que le ressaut est positif quand le pédiatre sent une petite secousse au moment de l'abduction (le bébé étant couché sur le dos, le médecin prend ses jambes et fléchit les cuisses sur l'abdomen en les écartant vers l'extérieur).

La luxation congénitale de la hanche correspond à une instabilité de la tête du fémur dans le cotyle (creux de l'articulation sur l'os iliaque dans lequel s'emboîte la tête du fémur). Bien entendu, plus cette anomalie est détectée tôt, plus le traitement sera simple et déterminant pour l'avenir de l'enfant. En général, il suffit de langer le bébé d'une certaine façon ou de lui faire porter une culotte d'abduction.

Sans traitement, la maladie évoluera vers une luxation définitive à l'âge de l'apprentissage de la marche.

Les petits garçons sont plus touchés que les petites filles.

Cette pathologie est d'origine génétique, mais elle peut aussi être due à une anomalie mécanique provoquée par un accouchement par le siège ou une mauvaise position intra-utérine. Cette dernière est de plus en plus rare compte tenu des examens pratiqués durant la grossesse.

Là encore, l'obésité est un facteur aggravant facilement explicable qui favorise généralement une arthrose bilatérale. Les premières douleurs apparaissent à la marche ou en station debout prolongée dans la région de l'aine. Puis le sujet éprouve des difficultés à lacer ses chaussures, à se baisser ou à se relever. La femme sera gênée dans ses relations sexuelles.

Progressivement s'installent une boiterie et des positions vicieuses pour éviter la douleur. Ces attitudes entraînent ensuite des atrophies musculaires inévitables du quadriceps (muscle au-dessus de la cuisse).

Lorsque les douleurs deviennent trop intenses, le chirurgien proposera une intervention conservatrice pour recréer des conditions articulaires normales, c'est-à-dire sans prothèse, de corriger l'angle de la tête du fémur ou de créer une « butée » pour que le fémur ne puisse sortir du cotyle quand celui-ci ne couvre pas totalement la tête du fémur.

Malgré le désavantage d'une immobilisation de plusieurs semaines, ces interventions permettent de reculer de 10 ans la pose d'une prothèse pour remplacer la cavité cotyloïdienne ou la tête du fémur.

Il est vrai que la chirurgie a fait des progrès extraordinaires, au point que certaines personnes oublient presque qu'elles portent une prothèse depuis 15 ans ou plus. De ce fait, on a aujourd'hui tendance à poser une prothèse de la hanche plus tôt, en tenant compte cependant qu'il est préférable d'attendre l'âge de 60 ans.

Il existe actuellement des prothèses totales de hanche scellées au ciment ou non scellées.

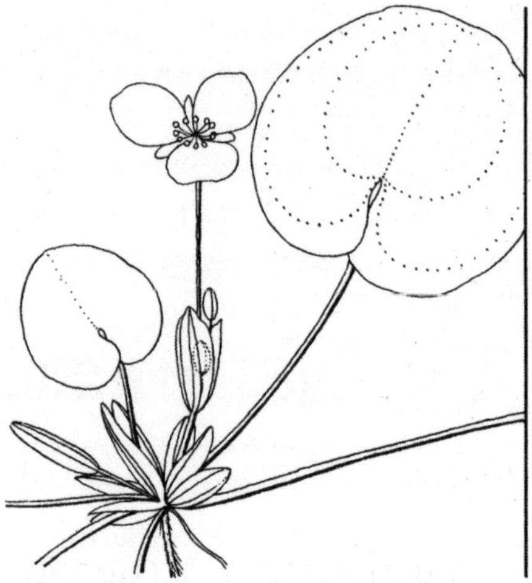

*« Un beau soir, l'avenir s'appelle le passé,*
*c'est alors qu'on se tourne et qu'on voit sa jeunesse. »*
Louis Aragon (1897-1982)

# III

# Les rhumatismes

## La goutte, un rhumatisme métabolique

On dit que c'est la maladie de la « bonne bouffe » ; je rajouterai de la « grosse bouffe ». On appelait autrefois la goutte *morbus dominorum* ou la *maladie des seigneurs* parce qu'elle affectait surtout les personnes nanties et amateurs de bonne chair.

En France, on estime que près de 100 000 personnes souffrent de goutte. Cette affection touche plus les hommes (95 %) que les femmes et il existe souvent un facteur familial. Une constatation toutefois : pendant la dernière guerre mondiale et sous l'occupation, il y avait peu de gens qui consultaient pour crise de goutte… et pour cause !!!

Le goutteux est généralement un bon vivant qui aime manger les plats en sauce, qui avoisine les 60 ans et qui a souvent un excès de poids.

La goutte est due à un excès d'acide urique dans le sang (la norme conseillée à ne pas dépasser est de 70 mg/l). Si ce taux monte, l'acide urique se dépose au niveau des articulations, provoquant une formation de cristaux d'urates qui envahissent l'articulation ; une irritation de la synovie et des membranes avoisinantes en résulte.

L'acide urique provient du métabolisme des nucléoprotéines, principalement issues des produits carnés. L'acide urique est donc un déchet, un résidu métabolique de certains produits d'origine animale.

Cette transformation s'effectue dans le foie qui remet ce résidu en circulation pour l'évacuer par les filtres émonctoriels que sont la peau et les reins (l'acide urique peut former des calculs, engendrant une lithiase rénale qui détruit peu à peu les filtres rénaux).

Quand l'acide urique circule dans le sang, il est soluble, mais en cas d'excès dû à des insuffisances émonctorielles (acquises ou génétiques) et/ou à une alimentation anarchique, ce résidu gagne les tissus articulaires où il est tamponné par des bases qui le transforment en cristaux d'urates ou *tophi*, très longs et très pointus.

La crise de goutte aiguë est souvent déclenchée par un écart alimentaire, un stress, une infection ou un changement de temps. Le début est brutal et très souvent nocturne, avec une sensation de brûlure au niveau de l'articulation métacarpophalangienne.

C'est souvent le gros orteil qui est atteint. L'articulation est chaude et douloureuse ; le malade ne peut ni poser le pied au sol ni se chausser. La douleur est présente le jour et la nuit, avec parfois une température autour de 39 à 40 °C.

Cependant, il existe des manifestations prédicatives de la goutte. En effet, l'excès d'acide urique se déversant pendant des années au niveau de la peau engendre certaines manifestations cutanées appelées *tophus*, du latin, cailloux. Les tophus se présentent effectivement comme des pierres soulevant la peau, comme des gros sacs remplis d'acide urique.

**L'alimentation est totalement responsable de la goutte !**

*Précautions : les goutteux ne peuvent consommer de l'aspirine car elle fait monter l'uricémie !!!*

## Comment se soigner et lutter contre la douleur ou comment l'éviter si l'on est un sujet à risque ?

Pour amener l'uricémie à la norme, il est indispensable de réformer son alimentation en supprimant et en réduisant certains aliments (voir *Stratégie naturopathique*).

De plus, il faut boire beaucoup d'eau ! On peut également conseiller une cure d'*hydroxydase* (eau vendue en magasin de diététique ou en pharmacie).

En pleine crise, la thérapeutique souveraine est le colchique d'automne et son alcaloïde : la colchicine, dont les effets sur la goutte sont connus depuis Hippocrate.

En cas d'échec d'une telle thérapeutique, des anti-inflammatoires non stéroïdiens (AINS) seront prescrits.

Il existe également des médicaments qui forcent les cellules hépatiques à ramener le taux d'acide urique à la norme, et d'autres qui augmentent l'élimination rénale d'acide urique (seulement pour ceux qui possèdent de bons reins).

## Quelques autres rhumatismes particuliers

### La chondrocalcinose articulaire

Maladie connue depuis une trentaine d'années seulement, qui s'observe généralement chez des sujets de plus de 60 ans.

Tout comme pour la goutte (avec qui on la confond souvent), les crises sont très douloureuses et violentes, principalement la nuit.

La différence s'observe biologiquement par le fait que le taux d'acide urique dans le sang est normal. Il s'agit de cristaux de pyrophosphate de calcium qui s'infiltrent dans les articulations.

Souvent, c'est l'articulation du genou qui est enflammée, rouge, chaude et gonflée.

### Le rhumatisme psoriasique

Comme chacun le sait, le psoriasis est une maladie chronique, extensive, de la peau. Elle évolue par poussées et handicape psychologiquement ceux qui en souffrent. Cette pathologie cutanée se traduit symptomatiquement par des plaques inesthétiques, recouvertes de squames blanches qui se détachent en laissant une fine poussière. Après grattage, on aperçoit une couche rougeâtre entourée d'un halo blanc. Elle est surtout localisée au niveau du cuir chevelu, des coudes, des genoux, mais aussi aux paumes des mains et à la plante des pieds, aux plis des fesses…

Bien souvent, les poussées interviennent à des moments psychologiquement difficiles à gérer.

5 % environ des psoriasiques risquent parfois de souffrir de douleurs rhumatismales localisées aux genoux, épaules, pieds, mains (petites phalanges des extrémités).

### Le rhumatisme des muqueuses sèches

Il s'agit du syndrome de Gougerot-Sjogren qui se traduit par une sécheresse de l'œil et de la bouche.

Cette affection particulière comporte des manifestations rhumatismales.

### Le rhumatisme inflammatoire des ceintures

Pathologie particulière des personnes âgées de plus de 60 ans qui se traduit par des épaules douloureuses, puis par un enraidissement douloureux des hanches et des cuisses qui rendent la marche difficile, voire impossible. Peu à peu, les ceintures (épaules, hanches) sont presque bloquées, nécessitant du patient plusieurs heures le matin pour se *dérouiller*. Le sommeil est altéré par des douleurs vives qui entraînent une perte de vitalité.

Parfois, la guérison spontanée intervient au bout d'un an ou plus, sans séquelles. Cependant, le danger de cette pathologie bizarre vient du fait que si elle est associée à la maladie de Horton (artérite temporale) ; il peut y avoir atteinte des artères oculaires et altération de la vision.

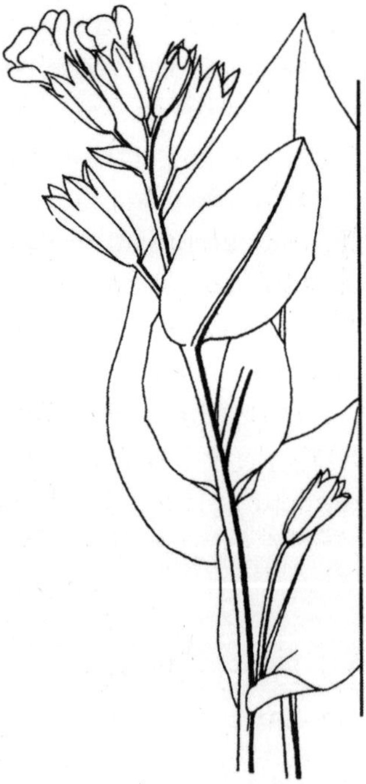

*« Il n'est pas de douleur que*
*le sommeil ne sache vaincre. »*
Honoré de Balzac (1799-1850)

# IV

# La douleur

La douleur est un sujet tellement préoccupant pour ceux qui la subissent qu'il faudrait lui consacrer un livre entier. Aussi énoncerai-je ici uniquement des considérations générales la concernant.

La douleur est le point commun des affections articulaires. Mais il n'y a pas toujours de rapport entre l'intensité de la douleur et la gravité de la maladie.

Schématiquement, nous distinguons :

**La douleur d'origine mécanique, la plus courante**

- s'atténue et cède au repos,
- ne réveille pas le malade au lit,
- absente le matin au réveil, le malade se sent mieux que la veille au soir,
- elle réapparaît dès la reprise de l'activité.

**La douleur d'origine inflammatoire**

- permanente,
- plus forte dans la seconde partie de la nuit (vers 3 heures),
- oblige quelquefois le malade à se lever,
- amélioration après le dérouillage très lent du matin.

**La douleur algodystrophique**

- combinaison des deux douleurs précédentes auxquelles se rajoutent d'autres éléments,
- parfois permanente et nocturne,
- n'apparaît quelquefois qu'avec le mouvement, mais ne cède pas au dérouillage du matin,
- douleur au-delà de l'articulation en cause.

**La première arme contre la douleur est le repos !**

En fonction des caractéristiques de la douleur des grands rhumatismes articulaires et de sa localisation, il est possible d'orienter le bilan naturopathique vers l'un ou l'autre des rhumatismes. Toutefois, ce n'est pas aussi simple et nous pouvons être amenés à conseiller d'autres examens pour mieux identifier le rhumatisme articulaire.

En effet, il arrive que certaines personnes se plaignent de douleurs qui vont et viennent à plusieurs endroits du corps, principalement autour des articulations, sans pour autant qu'il s'agisse à coup sûr des polyrhumatismes articulaires.

Les rhumatologues ont qualifié cet ensemble de symptômes (syndrome) ressemblant aux rhumatismes le *SPID*: syndrome polyalgique idiopathique diffus.

C'est l'ensemble de symptômes comprenant plusieurs douleurs d'origine inconnue, mais avec cependant une brèche psychique liée au stress et s'accompagnant fréquemment de fatigue, tension nerveuse, anxiété... Les femmes y sont plus sensibles que les hommes.

Attention : avant de décréter que l'on est atteint du SPID, il convient de pratiquer des examens complémentaires qui excluront une éventuelle pathologie rhumatismale articulaire invalidante si aucune réforme ni thérapeutique ne sont proposées.

Dans le cas où les examens biologiques classiques s'avèrent négatifs, il conviendra d'entreprendre une réforme de vie afin d'apprendre à mieux gérer les stress, à se relaxer, à respirer, à mieux s'alimenter..., bref de prendre conscience du changement indispensable dans les relations avec soi-même, mais aussi avec l'environnement familial, professionnel et affectif.

Le massage relaxant ainsi que le stretch-massage, le Do In, le yoga, la relaxation, l'ostéopathie... permettront de rééquilibrer harmonieusement les énergies et de reprendre conscience de son schéma corporel.

La psychothérapie émotionnelle sera également d'un grand secours dans ce genre d'affection difficilement détectable (tout comme la spasmophilie). Elle permet de libérer des émotions liées à des événements contentieux et non exprimées, et donc de retrouver un équilibre nerveux et mental indispensable à la guérison.

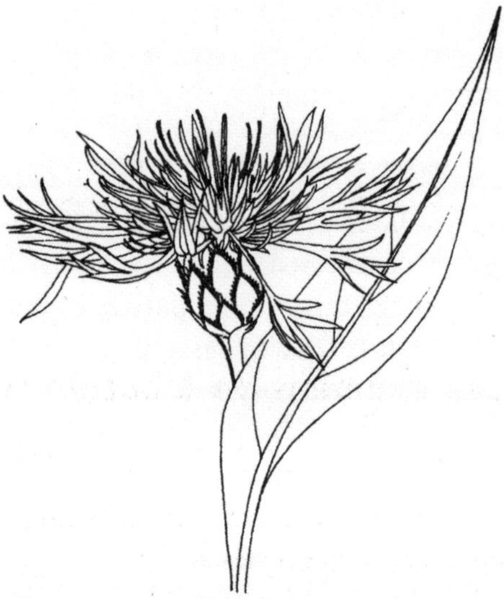

*« La femme est le rayon*
*de la lumière divine. »*
Djalal Al-Din Rumi (1210-1273)

# V

# Les examens

## Les examens de laboratoire

Il existe une multitude d'examens biologiques, dont les plus connus et les plus utilisés sont :

### La vitesse de sédimentation (VS)

C'est un examen sanguin dont le but est de mesurer l'inflammation. Elle est élevée dans toutes les affections inflammatoires du système locomoteur, la valeur la plus élevée étant observée dans la pseudo-polyarthrite rhizomélique[9].

---

[9] Polyarthrite rhizomélique : atteinte articulaire chez les sujets de plus de 70 ans, évoquant une polyarthrite rhumatoïde, mais atteignant les racines des membres. Cette affection est apparentée à la maladie de Horton, ou artérite temporale.

La valeur de la VS permet de suivre l'évolution d'une maladie rhumatismale, et donc de la méthode thérapeutique entreprise. Cependant, la VS ne retrouve des valeurs normales que très lentement ; c'est pourquoi on lui préfère de plus en plus la CRP qui, quant à elle, se modifie très rapidement si la thérapeutique entreprise est bien adaptée.

*Valeurs VS après 1 heure :*
- 2 à 8 mm pour l'homme adulte,
- 6 à 16 mm pour la femme adulte,
- < à 30 mm pour la femme en période de règles,
- < à 20 mm pour l'enfant.

La grossesse et la contraception orale augmentent la VS.

## La C-réactive protéine (CRP)

Il s'agit d'une protéine sanguine dont le taux sérique augmente dans les états inflammatoires et infectieux. Son augmentation précède celle de la VS.

Ce dosage est utile lorsque la VS n'est pas assez sensible au processus inflammatoire.

*Valeurs :* maximum 20 mg/l.

## L'électrophorèse et l'immuno-électrophorèse

L'électrophorèse consiste à séparer en plusieurs fractions les protéines totales (70 à 80 g/l) du sérum ou du plasma sanguin.

Ainsi, nous aurons environ :
- albumine : 60 % soit 43 g/l,
- alpha 1 globulines : 4 % soit 2,8 g/l,
- alpha 2 globulines : 8 % soit 5,6 g/l,
- bêta globulines : 12 % soit 8,4 g/l,
- gamma globulines : 16 % soit 11,2 g/l.

- Alpha 1 et 2 sont des protéines sucrées appelées glycoprotéines ; ce sont les protéines de l'inflammation. Elles constituent la réponse à un état inflammatoire. *Alpha 1* concerne plus particulièrement, en cas d'augmentation, les pathologies inflammatoires respiratoires. *Alpha 2* traduit les phénomènes inflammatoires en général.
- Les bêta-globulines sont des lipoprotéines, c'est-à-dire des transporteurs de lipides[10].
- L'immuno-électrophorèse consiste à séparer à nouveau les gamma-globulines qui sont les supports des immunoglobulines IgA, IgG, IgM, IgE, IgD.

  Les immunoglobulines sont les anticorps qui se lient avec l'antigène (agent extérieur).

Pour connaître plus en détail les différentes fractions des protéines sériques, il faut pratiquer un profil protidique qui donnera davantage de renseignements que l'électrophorèse. Ainsi, nous aurons :

- *Alpha 1 globulines :* orosomucoïde – apoprotéine A1 – alpha antitrypsine (protéinase inhibitor).
- *Alpha 2 globulines :* haptoglobine – alpha 2 macroglobuline – céruloplasmine.
- *Bêta globulines :* apoprotéine B – compléments C3 et C4 – transferrine.
- *Gamma globulines :* IgM – IgA – IgG – IgE.

En cas d'inflammation (et de rhumatisme articulaire), on retrouve dans le profil protéique une augmentation de certaines protéines sériques :

- C-réactive protéine (CRP).

[10] Voir *Le cholestérol… exactement !*, du même auteur.

- L'orosomucoïde, protéine de l'inflammation à son début. C'est une glycoprotéine synthétisée par le foie. Contrairement à la CRP qui n'est pas influençable par les médications classiques d'anti-inflammatoires, l'orosomucoïde revient à la norme après une médication de corticoïdes.
- Le fibrinogène : protéine plasmatique soluble élaborée par la cellule hépatique et par le SRE[11] (système réticulo-endothélial). Elle évolue également dans les états inflammatoires.
- L'haptoglobine : glycoprotéine également synthétisée par le foie. « *Protéine de la réaction inflammatoire à la phase d'état ou de résolution. C'est un marqueur de l'inflammation modérée et elle permet d'en suivre l'évolution.* » (selon le Dr Yves Augusti, directeur du Centre d'Études Biologiques).

### Les facteurs rhumatoïdes

Ce sont des autoanticorps appartenant au groupe des immunoglobulines (IgM, IgA, IgG).

En pratique, ces anticorps appartiennent à la catégorie des immunoglobulines IgM et sont présents dans le plasma sanguin des personnes atteintes de polyarthrite rhumatoïde (augmentation de + de 85 %).

### La calcémie et la phosphorémie

Le dosage du calcium et du phosphore sanguins permettent de juger de la destruction osseuse. En effet, l'hypercalcémie apparaît entre autres au cours de la destruction osseuse (en libérant du calcium dans le sang).

---

[11] SRE= ensemble de cellules (foie, rate, moelle osseuse...) jouant un rôle d'épuration et de nettoyage de l'organisme par le phénomène de phagocytose ; du grec *phagein* = manger, et en participant aux réactions de défense immunitaire de l'organisme.

La régulation du métabolisme du calcium et du phosphore nécessite certaines conditions indispensables ainsi que la présence de certains éléments :

- *La vitamine D :* favorise l'absorption digestive du calcium et augmente l'élimination urinaire du phosphore, d'où hypophosphorémie.
  Une avitaminose D entraîne une déminéralisation des os, avec rachitisme chez l'enfant et ostéomalacie chez l'adulte.
- *L'hormone parathyroïdienne (PTH) :* dans le cas où le taux de calcium sanguin diminue, la sécrétion de la PTH augmente pour rétablir immédiatement le taux normal. Cette opération se fait à l'aide d'un dérivé de la vitamine D (dihydroxyvitamine D) en puisant le calcium dans les os.
- *Les hormones thyroïdiennes :*
  - la thyroxine est hypercalcémiante puisqu'elle stimule la réabsorption osseuse,
  - la thyrocalcitonine a une action antagoniste en bloquant le catabolisme osseux ; elle est aussi hypocalcémiante.

  Au niveau rénal, la thyrocalcitonine augmente l'excrétion des phosphates ; elle est donc phosphaturique (comme la parathormone).
  Le taux de calcium sanguin résulte donc d'un équilibre entre la PTH et la thyrocalcitonine. C'est la teneur en calcium dans le sang qui contrôle leur libération et non, comme pour les autres hormones, le système hypotha-lamo-hypophysaire.
- *Les hormones sexuelles,* dont les œstrogènes et les androgènes, stimulent la formation de la matrice osseuse et la précipitation du calcium et du phosphore lors de l'ossification.
  *Valeurs :*
  - calcémie = 100 mg/l ou 2,50 mmoles/l,
  - phosphorémie = entre 35 mg et 40 mg/l ou entre 1 et 1,25 mmoles/l.

**La recherche sanguine d'acide urique**

L'acide urique est présent dans le plasma sous forme d'urate monosodique. Il provient de la dégradation de deux purines qui existent soit à l'état libre dans l'organisme (guanine, adénine), soit sous forme combinée, tels que nucléosides et nucléotides[12], présents dans les noyaux cellulaires, principalement des tissus glandulaires ainsi que dans tous les protides d'origine animale.

L'acide urique est un solide blanc difficilement soluble dans l'eau. Il peut donc rapidement se déposer dans les articulations, mais également sous forme de calculs hépatiques, rénaux… ou provoquer de la goutte, des arthrites ou des névrites…

Il est essentiellement éliminé par les reins.

*Valeurs:*

50 à 60 mg/l pour l'homme, 40 à 50 mg/l pour la femme, 35 à 40 mg/l pour l'enfant.

[12] L'enchaînement d'un grand nombre d'unités appelées nucléotides constitue des molécules appelées acides nucléiques. Un nucléotide résulte de la combinaison d'un nucléoside avec de l'acide phosphorique. Un nucléoside renferme un glucide (le plus souvent le ribose ou le désoxyribose = monosaccharides) combiné à une molécule azotée à noyau purique ou pyrimidique.

Les deux principaux types d'acides nucléiques sont l'acide ribonucléique (ARN) et l'acide désoxyribonucléique (ADN). Ce dernier recèle toute l'information nécessaire au fonctionnement de la cellule vivante et, par conséquence, de l'organisme entier. Il y a cependant d'autres nucléotides isolés au rôle néanmoins capital: ainsi, l'adénosine triphosphate (ATP) qui sert de réservoir d'énergie à la cellule, du nicotinamide adénine dinucléotide (NAD), utilisé comme transporteur d'hydrogène et donc indispensable pour la respiration cellulaire.

## Les autres examens

### La radiographie

Examen bien connu de tous et généralement prescrit en premier, il permet au radiologue de voir l'os et d'apprécier l'épaisseur du cartilage.

À noter que la synovie et les ligaments ne sont pas visibles sur la radiographie.

### L'arthrographie

Examen plus fin que le précédent, il nécessite l'injection d'une solution opaque dans l'espace intra-articulaire afin de mieux le visualiser. Pratiqué sur la colonne vertébrale, cet examen s'appelle discographie et permet de visualiser une hernie discale.

L'arthrographie permet de rechercher des lésions touchant les ligaments s'insérant au voisinage des articulations.

### L'arthroscopie

Examen encore plus précis que le précédent, il se pratique avec un arthroscope. En bloc opératoire, le chirurgien-orthopédiste incise légèrement l'articulation, y insuffle du gaz, puis introduit l'arthroscope.

C'est un bilan complet des lésions articulaires et permet d'intervenir s'il le faut ou d'effectuer des prélèvements.

### Le scanner ou tomodensitométrie

Contrairement à la radiographie classique où l'on ne voit l'articulation que de face ou de profil, le scanner permet de visualiser des images en coupe horizontale pour étudier par exemple la colonne vertébrale, les disques intervertébraux ou les articulations profondes telles que celle de la hanche.

L'examen nécessite l'injection en intraveineuse d'un produit de contraste et n'est absolument pas douloureux.

### La résonance magnétique nucléaire ou IRM (imagerie par résonance magnétique)

Cet examen utilise le champ magnétique et non la radioactivité, comme on l'entend souvent. Il permet de donner des images par tranches, comportant des informations physiques et chimiques sur les tendons et les ligaments.

Il permet la localisation des lésions infectieuses ou tumorales des os. Il est également très utile pour confirmer un canal lombaire étroit suspecté sur des radios classiques ou des lésions du ménisque, avec des atteintes musculo-tendineuses.

### La scintigraphie osseuse

Pour visualiser, donc localiser, des lésions ou inflammations, on injecte avant la radiologie un isotope radioactif à faible dose en intraveineuse, mais il est impossible d'en préciser la nature.

La scintigraphie osseuse est indiquée dans la recherche de métastases osseuses, dans le diagnostic de la maladie de Paget, des nécroses aseptiques, des ostéites, des spondylites infectieuses et de la spondylarthrite ankylosante.

### La densitométrie osseuse par absorptiométrie

Elle permet de déterminer la vitesse de perte osseuse par rapport à certaines normes établies sur une population normale d'âge et de sexe identique et par rapport à la masse osseuse maximale.

Cet examen permet un diagnostic précis, avant toute manifestation clinique, d'une ostéoporose. C'est donc une méthode préventive intéressante quand on connaît certains antécédents familiaux, par exemple.

**Le pH urinaire**

Normalement, le pH urinaire se situe aux environs de 7 à 7,5, c'est-à-dire entre la neutralité et légèrement basique. Bien entendu, il accuse des modifications dans la journée. Ainsi, l'urine du matin est plus acide par l'élimination accrue des déchets après une nuit de bon sommeil.

Mais le pH urinaire est aussi tributaire du facteur alimentaire, de la fatigue, du stress…

Pour contrôler son pH urinaire, il suffit de déposer une goutte d'urine sur du papier de tournesol. La couleur du papier se modifie en fonction de l'acidité urinaire (comparer la modification de couleur en fonction de l'étalon proposé).

Plus le pH urinaire sera acide (rejet de déchets acides parce qu'excédentaires) et plus on sera en présence d'un sujet dont le terrain est acide.

Bien entendu, un seul contrôle ne suffit pas ; il faut effectuer cette analyse très simple et applicable par tous sur une période donnée et en faire la moyenne.

A noter : lorsque le pH des tissus augmente vers l'alcalose, le pH du sang tend vers l'acidose et inversement.

Pour aider une personne souffrant de rhumatisme, d'arthritisme ou d'autres pathologies, il faut comprendre la maladie, son origine, ses causes et ses conséquences.

Et pour comprendre pourquoi un organisme est en bonne santé ou malade, il faut absolument avoir une vision claire et précise de ce qu'est le terrain.

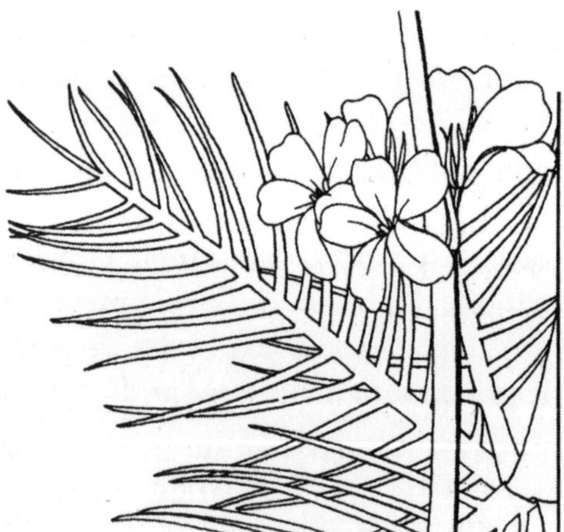

*« Dieu n'impose à chaque homme*
*que ce qu'il peut porter. »*
Le Coran

# VI

# Notions de terrain, tempérament, constitution

Pour bien pousser, les plantes exigent un terrain spécifique et uniquement celui-là ; c'est leur terrain de prédilection. Le corps humain, avec ses milliards de cellules, exige également un terrain favorable, avec des vitamines et oligo-éléments, pour sa croissance et sa vitalité.

Il existe donc un terrain organique idéal, comme il existe également un terrain ou une constitution[13] et un tempérament[14] d'orientation pathologique.

---

[13] Constitution : ensemble des dispositions innées, ancestrales, génétiques, donc héréditaires.

[14] Tempérament : ensemble des dispositions physiques acquises d'un individu face à l'environnement.

## Qu'est-ce que le terrain?

Le terrain est représenté par l'ensemble des liquides humoraux (sang, lymphe, sérum intracellulaire), soit 70 % du poids corporel. Ces liquides nourrissent les cellules et, en même temps, les débarrassent de leurs déchets métaboliques.

Si on veut être pointilleux, il conviendrait de rajouter à cette notion celle de terrain psychologique. En effet, l'aspect psychologique a une influence prépondérante sur la qualité des humeurs (nutrition et activation des émonctoires).

**Terrain = terrain acquis + héréditaire humoral + génétique (typage HLA) + psychologique**

- *Terrain acquis:* du 1er jour de la naissance au jour présent, c'est l'acquis.
- *Terrain héréditaire humoral* (très souvent ignoré volontairement ou involontairement): on naît avec un certain potentiel d'encrassement humoral non égalitaire entre tous les hommes (merci maman, merci papa).
- *Terrain génétique:* représente les prédispositions génétiques mémorisées dans nos milliards de cellules; c'est inscrit et indélébile, mais non immuable! On peut apprendre – et c'est l'un des rôles de la naturopathie – à le gérer convenablement et à vivre correctement.
  *Exemple: le HLA B27 est un antigène tissulaire du terrain de prédilection rhumatismal par exemple, mais ce n'est pas immuable. C'est-à-dire que par une hygiène de vie calquée sur la physiologie humaine, on peut ne jamais souffrir de rhumatismes articulaires.*

**Quoi qu'il en soit, une modification de la composition idéale de ce terrain éloigne nos cellules -- donc nos organes, nos systèmes et notre corps – de l'état normal de santé.**

## Comment modifier son terrain?

Il existe deux possibilités pour modifier le terrain actuel (sauf le terrain génétique, et pour cause…!): le carencer ou le surcharger.

- *En le carençant,* certaines substances manquent pour diverses raisons et certains métabolismes vitaux ne peuvent s'accomplir (par exemple, le métabolisme du glucose en énergie ne peut s'effectuer que grâce à la présence d'oxygène, d'enzymes, de vitamines et d'oligo-éléments). Si l'un de ces éléments manque, la transformation du glucose en énergie sera perturbée, voire bloquée en des phases dites intermédiaires et très souvent, les fameux radicaux libres se formeront alors.
  De plus, par carence, les cellules ne sont pas nourries correctement et ne peuvent accomplir harmonieusement leur travail métabolique organique.
- *En le surchargeant,* certaines substances excédentaires engendrent par leur présence des poisons nocifs, bloquent les fonctions émonctorielles ou certaines substances normales se trouvent en excès (par exemple urée, acide urique, cholestérol…). Ces surcharges peuvent également « chélater » (emprisonner) certains minéraux et vitamines.
  *En se surchargeant, on se carence également!*
  De plus, les liquides humoraux qui véhiculent ces surcharges deviennent un jour ou l'autre plus épais, voire visqueux. Ils circulent alors plus lentement et entraînent une diminution de l'irrigation des tissus. Les échanges cellulaires et l'oxygénation diminuent également.
  Les cellules, étant moins correctement débarrassées des déchets et moins bien nourries, étouffent et le noyau cellulaire, porteur de l'hérédité et du code génétique, peut

se bloquer ou transmettre des ordres anarchiques, engendrant un cancer.

Cependant, avant d'en arriver à cette extrémité pathologique, l'organisme traversera un certain nombre de troubles organiques, qui varient d'un individu à l'autre en fonction de sa constitution originelle génétique.

Ces troubles ne seront jamais interprétés comme des sonnettes d'alarme ou des signaux avertisseurs, mais comme un véritable fléau à combattre : ils sont considérés comme étant la maladie elle-même, que l'on cherchera à faire taire avec tout l'arsenal médical et pharmaceutique disponible.

Intervient à ce moment-là la notion de constitution héréditaire. Chacun de nous possède son terrain humoral héréditaire (il ne s'agit pas du terrain génétique) qui le prédispose à certaines pathologies. Connaître son tempérament humoral permet donc de connaître son ou ses orientations pathologiques.

Bien souvent, ces dernières ont déjà été constatées concrètement par le sujet. Il est très important de bien mentionner, et de manière pointue, tout son passé pathologique dans le questionnaire du bilan de vitalité établi par le praticien de santé.

Nous savons tous que la plupart des pathologies classiques quotidiennes ne sont en fait que des syndromes d'aptitude morbide (Dr Carton) : *le corps cherche à s'adapter, je dirai, pour ma part, à s'accommoder.*

En effet, si l'organisme avait la faculté de s'adapter comme on le prétend, nous devrions ne pas nous en inquiéter tout en espérant que notre corps s'adaptera si l'air venait à se raréfier, vu les différentes pollutions qui menacent notre planète… Mais il n'en est rien ! Certes, nous nous accommodons tant bien que mal de ces nouvelles données, mais cette situation « accommodante » engendre des pathologies de plus en plus délicates et de plus en plus nombreuses.

De plus, il faut également attacher une importance capitale aux grands syndromes prémonitoires, c'est-à-dire les attitudes de détail qui permettent ensuite de prévoir et de prendre les dispositions utiles en temps voulu. À juste titre, ces signes prémonitoires sont généralement considérés comme bénins.

*Exemples dans le cas des pathologies rhumatismales : frilosité, gencives qui saignent facilement et spontanément, ongles cassants, acidité urinaire, irritabilité... (voir liste plus loin).*

Pour simplifier les données exposées et apporter des éléments concrets applicables par tous et à tout moment, on peut dire qu'il existe naturopathiquement deux grandes constitutions :

- *Les sanguino-pléthoriques,* qui triomphent de l'acidisme : ils métabolisent correctement les aliments acides ou générateurs d'acidité et bénéficient ainsi des bases contenues dans ces aliments.

  *Exemples : les citrates ou les tartrates de sodium contenus dans les agrumes sont transformés par le métabolisme en bicarbonate, gaz carbonique et eau. Il y a alors formation de bicarbonate de sodium et le $CO_2$ est éliminé à l'expiration. L'ingestion de citrate ou de tartrate de sodium est donc équivalente à celle de bicarbonate de sodium et entraîne une alcalose.*

  Les sanguino-pléthoriques à peau rose, à transpiration abondante, à digestion et transit rapides... sont généralement considérés comme des survitaux. Il faut cependant se méfier de ceux qui peuvent morphologiquement apparaître sanguino-pléthoriques et qui ne sont, en fait, que des neuro-arthriques « engraissés ». C'est le questionnaire (annamnèse) qui permettra de réaliser plus justement cette approche morphologique.

• *Les neuro-arthritiques,* quant à eux, métabolisent mal les aliments acides, les glucides et même les protides.
Avec les trois grandes catégories de nutriments, ils fabriquent des acides, ce qui provoque l'acidose ou l'acidification du terrain, source de nombreuses pathologies, dont les rhumatismes.
En outre, les neuro-arthritiques sont généralement des constipés qui souffrent de problèmes intestinaux avec, éventuellement, des fermentations à l'origine d'une acidose endogène.
De plus, ils transpirent peu et sont frileux, ce qui ne favorise pas l'évacuation des acides présents et tend à entretenir un cercle vicieux.
Ils sont généralement considérés comme des sousvitaux.

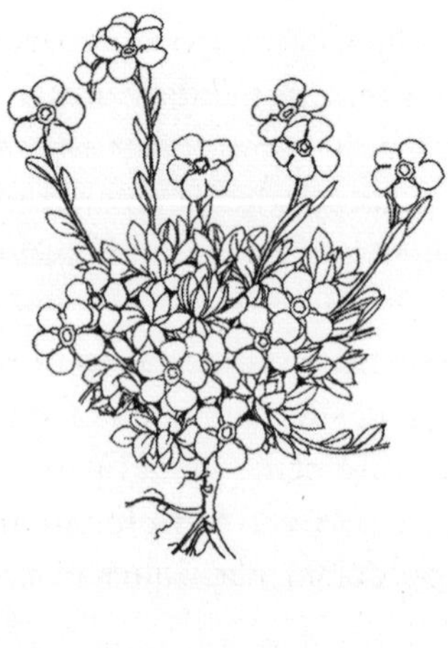

*« Tout est poison, rien n'est poison.*
*Seule la dose compte. »*
Paracelse

# VII

# L'acidité

Généralement, il y a un syndrome caractéristique qui joue un rôle majeur dans la genèse des pathologies rhumatismales : c'est le syndrome de déminéralisation, qui résulte surtout d'une insuffisance métabolique des substances acides.

**La cause réelle, unique et primaire de tous les rhumatismes est l'acidité** ! C'est l'incapacité d'assimiler correctement et d'utiliser les acides directs ou indirects issus de l'alimentation quotidienne et/ou ceux synthétisés par l'organisme, dus aux différents métabolismes cellulaires, tels que musculaires, nerveux, intestinaux.

Normalement, les acides alimentaires directs, comme ceux des fruits par exemple, subissent dans l'organisme une oxydation qui les neutralise et les transforme en produits alcalins. Cependant – et cela est complètement occulté par un grand nombre de médecins classiques et même par certains naturopathes – cette neutralisation et cette métamorphose d'éléments acides en éléments basiques ne peuvent s'opérer que chez les sujets possédant une vitalité extrêmement solide.

Or, les neuro-arthritiques n'ont pas la puissance vitale pour métaboliser convenablement et durablement les acides. La neutralisation des acides et dérivés reste donc incomplète, inachevée.

Interviennent à ce moment-là des mécanismes biorégulateurs d'autodéfense car les constantes biologiques, dont le pH, ne tolèrent que peu de variations sans qu'il se produise de « *graves troubles métaboliques, voire des problèmes de conscience* »[15].

Les multiples réactions enzymatiques ou, par exemple, l'action des facteurs de la coagulation, peuvent être perturbées par un abaissement ou une élévation du pH sanguin. Ainsi, le sang doit conserver un pH aux environs de 7,35 (avec ± 0,2), c'est-à-dire légèrement alcalin, malgré les métabolismes alimentaires, nerveux, émonctoriels, cellulaires... qui tendent à déstabiliser ce fragile équilibre. Il en est de même des autres humeurs.

Cette régulation permanente est une des conditions indispensables pour conserver la santé et... la vie !

---

[15] Dr Ph.-G. Besson, *Acide-base : une dynamique vitale*, Éd. Jouvence, 2010.

# Les mécanismes régulateurs ou systèmes tampons

L'organisme doit être en permanence capable d'éviter les variations du pH des milieux extra- et intracellulaires. Il dispose pour cela de systèmes biorégulateurs qui assumeront l'homéostasie (équilibre) du pH. Ces systèmes tampons existent à tous les niveaux de l'organisme, mais le plus connu est celui du tissu sanguin.

Il est bon de se rappeler que le sang est un agent de liaison entre les organes et les tissus.

Au niveau des systèmes tampons du tissu sanguin, on peut, par nécessité d'étude, les dissocier en tampons globulaires et en tampons plasmatiques.

**Systèmes tampons globulaires**

Parallèlement à son rôle respiratoire, l'hémoglobine (pigment rouge des globules rouges) contribue à la régulation du pH.

Dans les hématies, l'acide carbonique (pH environ 4) est dissocié en ions hydrogènes H+ et en bicarbonates $CO_3H$- grâce à une enzyme présente dans les hématies, l'anhydrase carbonique.

Les ions H+ se combinent avec l'hémoglobine. Les ions bicarbonates (chargés négativement – $CO_3H$-) se combinent avec les ions potassium (K+) présents dans les hématies et forment le bicarbonate ou hydrogénocarbonate de potassium.

Après de multiples combinaisons et échanges ioniques, on aboutit à la formation des bicarbonates de sodium.

Ces derniers forment la réserve alcaline et s'opposent ainsi à de trop grandes variations brusques du pH sanguin. Ils agissent avec les acides forts en donnant des acides faibles.

## Systèmes tampons plasmatiques

*Acide carbonique/bicarbonate*

Les bicarbonates de sodium constituent la réserve alcaline qui est immédiatement disponible pour tamponner les excès d'acides exogènes ou endogènes. Le pH plasmatique dépend donc en grande partie de l'équilibre entre l'acide carbonique libre et les bicarbonates.

Ainsi, pour un pH normal de 7,39 à 7,40, la proportion doit être :

- acide carbonique 1,35 mEq/l 1 = régulation pulmonaire,
- bicarbonate 27 mEq/l 20 = régulation rénale.

En outre, la concentration en acide carbonique libre dans le plasma est en relation avec la respiration. Dans le cas d'un apport alimentaire d'acide, tel que l'acide sulfurique ou phosphorique (provenant d'une limonade ou de la consommation excessive de protéines animales – les acides aminés tels que cystéine et méthionine contiennent du soufre, oxydé dans l'organisme en acide sulfurique), cet acide sera neutralisé par les bicarbonates de sodium plasmatique (réserve alcaline).

Le $CO_2$ produit par cette réaction est éliminé par la ventilation quand le sang passe ensuite dans les poumons. Cependant, cette réaction engendre une baisse du bicarbonate de sodium plasmatique ; le rapport 1/20 est donc réduit et le sang devient plus acide.

Cette chute du pH stimule la respiration en agissant sur les centres respiratoires, qui sont très sensibles aux variations de la concentration de l'acide carbonique libre dans le sang artériel.

*Protéines/protéinates*
Les protéines sont présentes dans le plasma sous forme de protéinates. Ainsi, en cas de surproduction d'ions H+ (acide), le protéinate de sodium abandonnera l'ion sodium pour fixer les ions H+ en excès.

Ces protéines n'interviennent que si les autres systèmes tampons sont débordés.

## Autres moyens de régulation

En plus de son système tampon sanguin, l'organisme possède deux séries d'organes éliminatoires des ions acides (H+) : les poumons et les reins. Ceux-ci sont spécialisés dans l'élimination des acides dits volatils (poumons) et non volatils ou fixes (reins). Cette distinction résulte du fait qu'une partie des acides provient du catabolisme des protides (acides aminés) animales ou végétales.

*Les poumons*
Les poumons constituent un moyen d'intervention rapide. En effet, en réglant le rythme et l'intensité de la ventilation pulmonaire, l'organisme peut régler l'excrétion du $CO_2$.

Notons que l'oxydation complète des hydrates de carbone et des graisses produit également du gaz carbonique ($CO_2$) et de l'eau ($H_2O$). Il en est de même des acides citrique, oxalique, pyruvique, acétylacétique, bêta-hydroxybutyrique (voir Dr Besson, *Acide-base : une dynamique vitale – op.cit.*).

Or, le $CO_2$ est un acide potentiel qui, lorsqu'il est hydraté, forme de l'acide carbonique ($HCO_3$-) au pH 4. Ainsi, plus de 22 000 mEq de $CO_2$ produits par le métabolisme sont éliminés chaque jour par voie pulmonaire.

En cas d'acidose provoquée par augmentation des ions H+ dans le plasma, dû à une concentration de $CO_2$ de 0,3 %

(hypercapnie) et par la chute des bicarbonates de sodium, une hyperventilation pulmonaire est programmée pour évacuer le $CO_2$. Ce dernier agit directement sur les centres respiratoires et indirectement par l'intermédiaire des récepteurs des artères carotides (glomus carotidiens) et de la crosse aortique. Mais les centres respiratoires bulbaires s'accoutument à une hypercapnie élevée et perdent leur sensibilité à la pression du $CO_2$. La respiration n'est alors plus régulée que par les chémorécepteurs situés sur les carotides et l'aorte.

En effet, ces récepteurs sont sensibles au contenu en oxygène du sang : lorsque celui-ci diminue, ils envoient des influx nerveux – par l'intermédiaire des fibres des nerfs vagues (X) et glosso-pharyngiens (IX) – aux centres respiratoires pour stimuler la ventilation. Ainsi est évacué le $CO^2$ en excès qui, sans cette hyperventilation, aurait pu être transformé en acide carbonique, source d'acidose.

*Les reins*

Les reins sont chargés de l'élimination des acides non volatils ou fixes provenant principalement du catabolisme des protides animaux.

Ainsi, les acides aminés soufrés, tels que méthionine et cystéine, engendrent de l'acide sulfurique ($H_2SO_4$). Les acides nucléiques provenant des noyaux cellulaires ainsi que les phospholipides et les phosphoprotéines, telles la caséine et l'albumine, engendrent l'acide phosphorique ($H_3PO_4$). Et les autres acides aminés produisent le fameux acide urique.

Les acides plasmatiques sont donc tamponnés dans une première phase par les bicarbonates de sodium contenus dans le plasma, puis la ventilation pulmonaire est stimulée pour maintenir le pH sanguin à son niveau normal. Cependant, la correction définitive du pH, perturbé par un excès d'acides non volatils, a lieu dans le rein.

Dans le cas de l'acide sulfurique, celui-ci est éliminé sous forme tamponnée. Sécrété par les cellules tubulaires du rein, cet acide tamponné passe ensuite dans le filtrat.

Dans les cellules tubulaires du rein, les ions H+ sont échangés contre les ions Na+ et convertissent le phosphate disodique monohydrogéné ($PO_4HNa_2$) en phosphate monosodique dihydrogéné ($PO_4H_2Na$).

Les ions sodium (Na+) et le sulfate s'unissent et forment du sulfate de sodium.

Au niveau rénal, l'acide sulfurique est donc éliminé sous forme de sulfate de sodium et de phosphate monosodique dihydrogéné.

Dans le cas où ces mécanismes régulateurs sont dépassés, toutes les fonctions vitales s'étiolent, se déséquilibrent. Il en résulte par exemple une perte de l'immunité naturelle, garante de notre protection.

Un exemple :

- si la peau est trop acide, on observe un dessèchement, une rougeur, une auréole, une crevasse, une irritation ou des démangeaisons,
- au niveau rénal, il y aura des brûlures urinaires et chez les bébés, les fameux érythèmes fessiers,
- quant au squelette, les os et articulations seront rongés, cariés, corrodés, ce qui constitue un premier pas vers l'arthrite et l'arthrose...
- de plus, étant donné que l'activité enzymatique se produit à un pH défini, sa modification entraînera divers problèmes organiques pouvant revêtir différentes formes et différentes origines.

Il reste cependant encore une solution de dernier secours : déplacer les bases alcalines et les minéraux pour « tamponner » les acides excédentaires exogènes ou endogènes.

S'il y a un excès d'acidité tissulaire et que les mécanismes tampons autorégulateurs sont dépassés, il y a une libération des minéraux organiques. Il suffit d'observer les personnes dans cet état : ils sont frileux, les cheveux tombent, les ongles se dédoublent ou sont cassants, les dents se déchaussent ou sont très cariées...

De plus, l'excès d'acidité entraîne une irritation des tissus qui provoque des inflammations douloureuses, avec réaction immunitaire à cause de l'agression. Ceci explique pourquoi on retrouve dans les pathologies articulaires les protéines de l'inflammation.

Ces bases alcalines et minéraux sont donc soutirés aux os, articulations, dents, cheveux et au système nerveux...

Mais l'association d'un acide et d'une base crée un troisième élément que l'on nomme sels, ou cristaux :

**acide + base = sels + eau**

Les sels formés se déposent et peuvent engendrer – par addition de cholestérol excédentaire, de calcium et autres produits en excès – des calculs, kystes..., à l'origine de nombreuses pathologies, qui nécessitent des interventions chirurgicales quelquefois mutilantes.

Donc, plus il y a d'acides tissulaires et plus le corps doit libérer des bases pour les neutraliser et les tamponner, plus il y aura par conséquence une déminéralisation.

Quant à l'endroit à déminéraliser, l'organisme – avec son intelligence programmée (par quel mécanisme ou puissance occulte) et mémorisée – choisit en premier des endroits peu stratégiques, tels que les ongles, les cheveux et les dents... Puis il sera contraint d'effectuer ses prélèvements minéraux dans des zones plus stratégiques, telles que, les os, les articulations ou les glandes endocrines, qui ralentiront alors leur sécrétion et leur rythme. La pression artérielle diminuera, fatigue chronique et frilosité apparaîtront..., puis l'ostéoporose !

Les cristaux non organiques empruntent la voie sanguine pour circuler.

Aussi extraordinaire soit-il, le système circulatoire n'est pas composé uniquement de lignes droites, mais également de virages et de coudes qui ralentissent la vitesse de circulation des cristaux formés par l'association acide + base = sels + eau. Ceux-ci ont donc la possibilité logique de se déposer au niveau des « coudes circulatoires », dans les organes creux ou peu exposés à une active circulation.

Ces coudes correspondent anatomiquement aux articulations… déminéralisées et enflammées, qui se trouvent ainsi colonisées par des cristaux… qui « grippent » les rouages articulaires et provoquent des douleurs.

Cependant, il faut préciser que la présence d'acidité dans le corps est normale selon des quantités individuelles propres à chaque individu. Cette présence ne devient pathologique que si elle dépasse le seuil individuel de tamponnage.

## Syndromes pathologiques divers ou signes prédictifs dus à un excès d'acidité tissulaire *(liste non exhaustive)*

- troubles inflammatoires et pathologies articulaires,
- manque chronique d'énergie,
- fatigabilité, perte de tonus, coup de pompe,
- frilosité, baisse de la température corporelle,
- tendance dépressive, tristesse, perte de l'élan,
- irritabilité, nervosité, agitation stérile, émotivité,
- perte de poids,
- gencives (enflammées et saignantes) = gingivite,
- dents (caries, sensibilité au chaud/froid), déchaussements, grincements des dents la nuit,
- cheveux ternes, tombants, cassants et pelliculeux,
- ongles fragiles, cassants, friables, mous, dédoublés, rayés et tachés,
- brûlures urinaires et/ou rectales,
- calculs hépatiques et rénaux,
- kystes articulaires (p.e. aux poignets ou aux ovaires),
- règles douloureuses,
- angines et toutes inflammations des muqueuses,
- peau sèche, crevassée, eczémas secs, démangeaisons, rougeurs,
- pieds et mains froids,
- épuisement des glandes endocrines, impuissance, frigidité,
- hypotension,
- crampes et spasmes musculaires, spasmophilie,
- baisse de l'immunité,
- toux, allergie, goutte au nez,
- ostéomalacie, rachitisme, ostéoporose,
- brûlures au niveau des yeux, chalazions, orgelets…,
- signes iridologiques (flocons blanchâtres, bleu pâle, marron, rouille…).

*« Toute maladie est en fait une expression de l'inconscient, un langage physique traduisant... symboliquement ce que l'on n'ose dire ou même penser. »*
Dr Georg Groddeck

# VIII

# Origines de l'acidité

## Les aliments acides

Voici les aliments acides en eux-mêmes, donc facilement repérables au goût : *oranges, citrons, pamplemousses, tomates cuites, ananas, fruits verts (non mûres), groseilles, baies de cassis, grenades, cerises aigres, pommes acides, kiwis, épinards cuits, oseille, rhubarbe, vinaigre, câpres, moutarde, cornichons, pickles, petit-lait des laitages (yaourts, lait caillé, petits suisses...), kéfir, etc.*

Cependant, il faut bien insister sur un point essentiel : ces substances acides seront transformées et métabolisées par les sanguino-phlétoriques (survitaux ou hypersthéniques) en substances alcalines, grâce à leur puissance vitale disponible.

En revanche, les neuro-arthritiques, hyposthéniques ou sousvitaux (frileux, très fatigables) sont incapables de métaboliser ces aliments acides parce qu'ils épuisent leurs glandes et leur système nerveux (réservoirs de vie) à lutter contre les stress exogènes ou endogènes, physiques ou psychologiques (froid, maladie, insomnie, dépression...). Toute leur énergie vitale est ainsi monopolisée et ils ne pourront pas neutraliser, puis transformer les aliments acides en glycogène au niveau des cellules hépatiques et en soutirer les bases. Une déminéralisation en résultera donc par la suite.

## Les aliments producteurs d'acides

Ces aliments sont non repérables au goût, mais ils libèrent des acides lors de leur transformation digestive.

- Le *sucre blanc,* reconnaissons-le, n'est absolument pas acide au goût. En effet, ce petit carré bien blanc, que certains aiment à mettre dans leur café du matin, est un aliment poison fortement carencé en oligo-éléments, vitamines et enzymes. De plus, il provoque de nombreuses fermentations intestinales. Ces deux paramètres en font un élément très acidifiant.
- La *viande rouge,* elle-même productrice d'acide urique (issue des purines des noyaux cellulaires – voir analyses sanguines), d'acide lactique, ainsi que les *charcuteries, abats* (riches en purines et autres éléments néfastes à la santé qu'il ne semble pas nécessaire de mentionner ici), *gibiers, poissons, fromages,* bref, tous les aliments azotés (parce que formés de protides, elles-mêmes composées d'acides aminés dont l'excès sera dégradé et engendrera de l'urée), sont tous acidifiants.

- Le *café*[16], *thé, cacao* (acide oxalique), *alcool, limonade, coca-cola* (pH 2,4), *soda, tabac* (la nicotine est un alcaloïde comme celui contenu dans le café ou les viandes rouges), *confiseries*... sont de faux amis : ils flattent le palais, mais sont des « Judas » pour nos os et articulations.
- Il existe également un aliment très prisé des végétariens et des végétaliens : le *soja*. Contrairement à l'opinion générale, il contient lui aussi des alcaloïdes générateurs de rhumatismes (deux fois plus de purines que la viande de porc, selon R. Masson, *La révolution diététique par l'eutynotrophie, op. cit.*). Le soja contient également de l'acide phytique qui kidnappe les oligo-éléments, créant ainsi des carences et une déminéralisation.
- Les *autres légumineuses* contiennent également une certaine quantité de purines.
- En outre, le *pain complet*, même biologique, contient de l'acide phytique, ou phytine, qui est déminéralisant et créateur de phytates insolubles qui seront éliminées par les selles. Cependant, lors de la fermentation au levain naturel, la phytase formée et activée détruit 55 à 75 % de l'acide phytique. La levure chimique utilisée pour la

---

[16] Le café contient, entre autres, de l'acide chlorogénique, de l'acide cafétannique, de l'acide quinique, sans oublier la caféone (neurotoxique dévastateur)... et de la caféine, qui est une des nombreuses méthylxanthines de ce breuvage institutionnel presque nationalisé (90 % des Français sirotent chaque jour quasi religieusement au moins une tasse de ce liquide doux amer).
La caféine est un alcaloïde bien connu, mais on ignore souvent que cet alcaloïde est identique aux purines issues de la viande rouge. Dans une certaine limite, elle peut être incriminée dans la genèse des pathologies rhumatismales.
Il est bon de savoir également que le café Robusta contient deux fois plus de caféine que l'Arabica (2,4 % pour 1,2 %).
Si vous souhaitez néanmoins boire un café, optez pour le décaféiné avec une teneur en caféine quasi nulle. La décaféination à l'eau est de plus en plus répandue ; elle permet d'éviter un recours aux solvants chimiques (trichloréthylène), avec leurs conséquences sur la santé.

fabrication du pain ordinaire inhibe la phytase et rend donc ce pain déminéralisant.

- Les *aliments cuits, raffinés* (céréales blanchies), *chimiques ou industrialisés* sont également des éléments acidifiants pour l'organisme et contribuent très largement à la genèse des pathologies rhumatismales.

## La carence en vitamines, oligo-éléments et enzymes

Pour transformer les substances chimiques (protides, glucides et lipides) issues de notre alimentation, le corps a besoin d'enzymes, de vitamines et d'oligo-éléments (ces deux derniers étant des activateurs enzymatiques, ou biocatalyseurs) ainsi que d'oxygène (l'$O_2$ étant le comburant indispensable).

En cas de carences en vitamines, oligo-éléments, enzymes et oxygène, les transformations métaboliques sont ralenties ou interrompues et les substances restent en des phases intermédiaires qui sont des acides.

> Une alimentation trop cuite ou composée de conserves est carencée en éléments biocatalyseurs alimentaires et génère de l'acidité.

Une telle carence peut également être induite par un excès d'exercice, la maladie, le stress… avec leur cortège de radicaux libres qui chélatent et utilisent les antioxydants disponibles dans l'organisme.

## Les glucides (hydrates de carbone)

Chaque fois que nous ingurgitons des glucides, ceux-ci doivent être transformés en glucose, qui sera stocké ensuite dans le foie (moins de 100 g) sous l'influence de l'insuline, et dans les muscles sous forme de glycogène.

Chaque fois que cela sera nécessaire, le foie libérera ensuite une partie du glycogène stocké sous forme de glucose, utilisable par la cellule. L'excédent de glucose est transformé en graisses par les cellules adipeuses et du foie.

Seul le foie libère le glycogène; celui présent dans les muscles permet seulement de couvrir les besoins des muscles qui le contiennent.

Le glucose est donc la principale source d'énergie pour les cellules. Pour le système nerveux, c'est la seule source; si la glycémie diminue trop fortement, le cerveau en souffre.

L'énergie provenant de la dégradation du glucose est stockée dans les molécules d'ATP (adénosine triphosphate).

Pour que le glucose puisse fournir de l'énergie, il doit passer par deux phases métaboliques indispensables: une phase anaérobie (sans oxygène) et une phase aérobie (avec oxygène).

### Phase anaérobie

Le glucose est transformé par différentes enzymes activées par les vitamines et oligo-éléments en un métabolite intermédiaire toxique (MIT), qui est une substance acide et toxique: l'acide pyruvique.

### Phase aérobie

S'il y a suffisamment d'oxygène disponible, cet acide pyruvique sera dégradé en une forme active d'acide acétique (acétyl-co-A) contenant deux atomes de carbone. Cet acétyl-co-A entre ensuite dans le fameux cycle de Krebs (Prix Nobel en 1953), cycle de l'acide citrique ou des acides tricarboxyliques.

Puis une série de réactions en chaîne produit les différents acides tels qu'acides citrique, oxalo-acétique, malique, fumarique, succinique, alpha-cétoglutarique… En présence d'oxygène et sous l'action d'autres enzymes, ces substances intermédiaires mémorisées dans le cycle de Krebs produiront de l'énergie et de l'eau, éliminées par les reins (urine) et par la peau (sueur), et du gaz carbonique, éliminé par les voies respiratoires.

Le but de toutes ces transformations est de fournir de l'énergie aux cellules, énergie qui sera transportée par une molécule : l'ATP. Néanmoins, la production énergétique d'ATP est environ dix-neuf fois plus importante par le métabolisme aérobie que par le métabolisme anaérobie !

En l'absence d'oxygène (pour cause de sédentarité, d'insuffisance respiratoire ou d'encrassement cellulaire par blocage émonctoriel) et/ou de vitamines et oligo-éléments, les enzymes sont inactivées. Les transformations métaboliques du glucose en énergie seront alors stoppées à la phase des MIT acides.

Un tel blocage peut se produire aux niveaux de :

- l'acide pyruvique qui, privé d'oxygène, se transformera en acide lactique (acide bien connu des sportifs), qui pourra ensuite, grâce à un apport d'oxygène respiratoire, être à nouveau transformé en gaz carbonique et en eau – pour 1/5$^{e}$, les 4/5$^{e}$ restants étant reconvertis en glucose… ; c'est le métabolisme anaérobie (cycle de Cori).
- acides oxalo-acétique, citrique, malique, fumarique, succinique, alpha-cétoglutarique.

Si cet apport d'oxygène (+ enzymes, oligo-éléments et vitamines) n'avait pas lieu, l'hydrolyse cellulaire du glycérol ou du glucose se solderait par la formation d'acides intermédiaires, responsables d'une certaine acidose. Celle-ci est caractéristique principalement dans la constitution arthritique classique car rongeant peu à peu les boîtes articulaires cartilagineuses, entraînant une déminéralisation générale et la formation éventuelle de cristaux et kystes dans des organes creux et peu vascularisés.

Les acides endogènes indirects sont donc aussi responsables des pathologies rhumatismales dans leur ensemble que les acides exogènes directs.

Dans le cas d'une alimentation trop cuite, l'organisme, privé de vitamines, d'oligo-éléments et d'enzymes, fera appel au potentiel d'enzymes métaboliques de naissance, qui s'épuiseront. Ainsi, les MIT envahiront les liquides humoraux et les tissus.

Le début de l'acidification tissulaire commencera alors et tous les processus de compensation seront ensuite mis en alerte afin de tamponner cette acidité en excès.

Il est à noter également que durant la phase aérobie, il y a formation accrue de radicaux libres (voir à ce paragraphe).

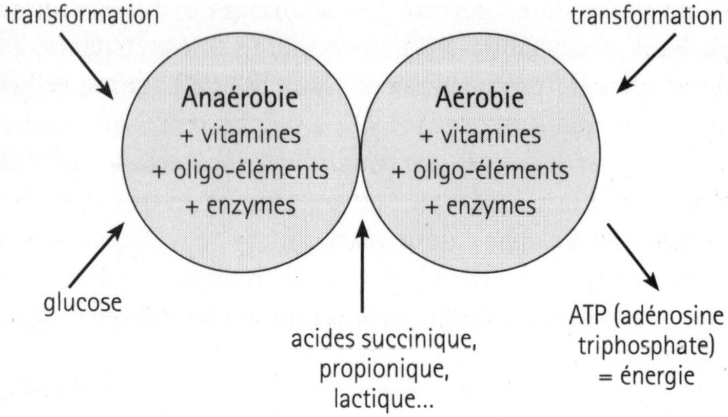


Transformation du glucose en énergie dans les mitochondries

## Les graisses

Les graisses alimentaires (corps gras) ou les graisses emmagasinées dans le tissu adipeux, dont le rôle principal est d'entreposer les lipides jusqu'au moment où l'organisme réclame leur concours, constituent une réserve énergétique de très grande importance : l'organisme peut emmagasiner plus de graisses que de glycogène. De plus, le rendement énergétique des lipides est deux fois supérieur à celui des glucides.

Toutefois, ces graisses sont plus difficilement catabolisables que les glucides, mais il est bon de se souvenir qu'elles constituent néanmoins la deuxième source d'énergie disponible de notre organisme.

Cependant, avant que les molécules de graisses stockées sous forme de triglycérides (trois molécules d'acides gras + une molécule de glycérol) ou les corps gras alimentaires puissent être catabolisés et ainsi devenir une source énergétique, elles doivent être séparées, divisées (hydrolysées) en molécules unitaires de glycérol et d'acides gras.

Ce processus est stimulé par une hormone : la somatotrophine (STH) = hormone antéhypophysaire de croissance (sécrétée par le lobe antérieur de l'hypophyse et stimulant la croissance).

Les acides gras et le glycérol seront alors catabolisés séparément grâce à une lipase tissulaire :

- Le glycérol sera transformé en glucose dans un nombre important de cellules, puis celui-ci subira différentes transformations pour aboutir, dans certaines conditions, à la formation d'énergie, de gaz carbonique et d'eau.
- Les acides gras seront oxydés dans la matrice des mitochondries cellulaires, principalement dans le foie, le cœur, les reins, les muscles et même le cerveau, où ils subissent de nombreuses transformations.

Notons que le foie est le plus grand producteur d'acétyl-co-A, qu'il peut condenser et en former de l'acide acétylacétique, dont la plus grande partie est convertie en acide bêta hydroxybutyrique et le reste en acétone. Cette transformation a lieu quand le catabolisme des acides gras se fait sans un catabolisme concomitant des hydrates de carbone.

Les corps cétoniques quittent ensuite le foie, pénètrent dans la circulation sanguine générale (cétose) et diffusent dans d'autres cellules où ils sont heureusement dégradés en acétyl-co-A, pour ensuite être oxydés dans le cycle de Krebs et former de l'énergie, de l'eau et du gaz carbonique.

Cependant, si la consommation de graisses est trop importante et si, parallèlement, celle d'hydrates de carbone ne se réalise pas, la production de corps cétoniques dépassera la capacité cellulaire de transformation et, au-dessus d'une certaine concentration sanguine, les corps cétoniques (corps acides toxiques pour le cerveau entre autres) entraîneront un coma cétonémique.

Mais cette acidose par excès de corps cétonique aura bien entendu une répercussion sur l'ensemble de l'organisme. Elle contribue également à l'acidification rencontrée dans les pathologies rhumatismales.

Rappelons que cette cétose se produit :

- si une quantité importante de graisses est ingérée sans un apport suffisant d'hydrates de carbone,
- en cas de sous-alimentation ou de jeûne, où la déficience en hydrates de carbone s'accompagne également de l'auto-utilisation des graisses organiques,
- dans le cas du diabète sucré où la production d'insuline est insuffisante pour stimuler la glycogenèse (l'odeur de l'haleine témoigne de la présence de corps cétoniques : odeur de pommes reinettes en fermentation = acétone).

## Les radicaux libres

« *Les radicaux libres et les virus sont au XX^e^ siècle ce que les microbes et parasites furent au XVII^e^.* »
Daniel Kieffer, *L'homme empoisonné*

Les radicaux libres sont des atomes ou des molécules qui possèdent un électron libre sur le dernier niveau d'énergie orbital (périphérique). Ils ont une durée de vie très brève (dix millionièmes de seconde), sont très instables et très réactifs.

Normalement, toutes les molécules du corps ont des électrons tournoyant autour d'elles en nombre pair. Ces molécules sont alors équilibrées.

Si, pour une raison ou une autre, l'un des électrons se perd ou, au contraire, si la molécule s'adjoint un électron supplémentaire, elle devient déséquilibrée et s'appelle alors un radical libre.

Or, une molécule en déséquilibre est toujours à la recherche de son équilibre. Elle tentera donc de capter l'électron qui lui manque ou se débarrassera de son électron supplémentaire sur une molécule saine. Ainsi, elle affaiblira considérablement la molécule victime.

Lorsque ces radicaux libres en quête de leur équilibre sont trop nombreux, ils détruisent plus de cellules que l'organisme peut en fabriquer. C'est le processus du vieillissement. Des cellules mortes qui s'accumulent forment un tissu mort. L'excès de tissus morts génère un organe mort et bien souvent, la mort de l'organisme tout entier.

Cependant, rappelons que la production organique de ces molécules est normale, dans certaines proportions, à l'état physiologique. Malheureusement, dans certaines circonstances endogènes ou exogènes, la fabrication de radicaux libres dépasse quelquefois les normes physiologiques. Dans le cas d'excès ou de carence en enzymes ou vitamines et/ou minéraux, ils deviennent la source de différents états pathologiques.

C'est une sorte de vieillissement prématuré, un rancissement ; on devient « rouillé ».

Le point de départ de la genèse des radicaux libres est l'oxygène. L'oxygène que nous respirons est indispensable à la vie, mais il est également source de radicaux libres.

Tout le monde sait que l'oxygène de l'air est responsable de la rouille qui se crée sur le fer, du rancissement des graisses…

L'atome d'oxygène possède 8 électrons, dont 2 sur le premier niveau d'énergie (qui est ainsi saturé) et 6 sur le second (qui peut se saturer à 8 électrons). Or, quel qu'il en soit, l'atome tend toujours à saturer ses niveaux d'énergie.

Dans le cas de l'atome d'oxygène, celui-ci a trois possibilités pour ne pas être instable :

- soit de capter 2 électrons supplémentaires afin de saturer son deuxième niveau d'énergie à 8. Il forme dans ce cas l'anion superoxyde $O_2$,
- soit de partager 2 liaisons de covalence en utilisant les 2 électrons non appariés,
- soit de perdre les 6 électrons de son deuxième niveau d'énergie et donc être saturé à 2 sur son premier niveau.

Lors de la formation de radicaux libres oxygénés, l'atome d'oxygène a été amputé d'un seul électron, par des causes exogènes (soleil par exemple) ou endogènes (médicaments, tabac, alcool…). Sur le deuxième niveau d'énergie, son nombre d'électrons est alors réduit à 5.

L'atome est donc instable, infirme et en déséquilibre électronique. Il tentera tout pour récupérer un électron afin de retrouver son équilibre perdu. Pour réaliser cela, il s'attaquera à tous les atomes, donc à toutes les molécules susceptibles de céder un électron.

- Les radicaux libres peuvent s'attaquer ainsi au noyau de la cellule et à ses constituants, tels que l'ADN, support génétique, élément primordial à la vie cellulaire qui constitue la mémoire, le cerveau, l'élément même de la vie, et provoquer des cassures ou des mutations dans les chromosomes. Si ces éléments fondamentaux sont atteints, on observe une multiplication anarchique de cellules privées d'ordre directeur !

- Les radicaux libres altèrent également les boîtes articulaires et le liquide synovial qu'ils oxydent.
- La membrane cellulaire et ses constituants lipidiques sont aussi des proies de choix : la peroxydation des acides gras membranaires fragilise leur chaîne carbonée qui, en se cassant, libère le dialdéhyde malonique. Par réaction avec des protéines, celui-ci engendre entre autres la lipofuscine, pigment brunâtre (taches brunâtres sur la peau).

Dc plus, quand on sait que les acides gras polyinsaturés essentiels sont les principaux et indispensables constituants lipidiques des membranes, et que ces AGE sont les précurseurs des prostaglandines[17] dont certaines ont des propriétés vasodilatatrices, antiagrégantes et anti-inflammatoires et d'autres des propriétés inverses, on comprend les désastres que ces molécules peuvent engendrer.

Ainsi, sous l'action de radicaux libres oxygénés par exemple, les membranes cellulaires durcissent et perturbent les échanges intra- et extracellulaires.

La membrane étant atteinte dans sa composition, donc dans sa fonction de perméabilité sélective, les nutriments issus de notre alimentation ne peuvent plus pénétrer à l'intérieur pour nourrir la cellule et l'évacuation des déchets résultant du métabolisme intracellulaire (anabolisme et catabolisme) ne peut être effective.

Privée de nutriments et « constipée », la cellule – et les tissus dans le meilleur des cas – vieillit et meurt. Et dans le pire des cas, les cellules atteintes par cette perte de perméabilité deviennent anarchiques et dégénèrent.

Parfois, ne pouvant se débarrasser de leurs déchets endogènes, les cellules éclatent et libèrent des acides nucléaires

[17] Pour ceux qui sont intéressés par les prostaglandines, lire *Le cholestérol... exactement !* du même auteur.

qui, à leur tour, créeront, par tamponnage, des usures cartilagineuses. De plus, les cellules cartilagineuses se sentant attaquées par les radicaux libres, fabriquent des prostaglandines PGE2, qui sont inflammatoires.

Une telle inflammation modifie à son tour la perméabilité membranaire cellulaire. Les membranes libèrent alors des enzymes destructrices qui attaquent les cellules et les détruisent.

Dans la pratique quotidienne, on prescrit généralement des anti-inflammatoires qui détruisent ces PGE2.

Voilà pourquoi je conseille vivement aux grands consommateurs d'huiles biologiques et vierges à teneur élevée d'acides gras polyinsaturés (AGPI) de prendre conjointement des compléments alimentaires d'antioxydants (SOD, vitamines E, C, sélénium...).

« Une enquête menée par des chercheurs de la Harvard School of Public Health suggère que la consommation régulière d'huile d'olive a un effet protecteur contre le cancer du sein. L'huile d'olive est riche en acides gras mono-insaturés, moins sensibles à l'oxygène que les acides polyinsaturés. Elle contient aussi du bêta-carotène, de la vitamine E et des substances phénoliques (hydroxytyrosol), dont les propriétés antioxydantes sont connues. » (*Sciences et Avenir*, mars 1995).

« Sélénium contre maladies dégénératives. Parce que les symptômes de l'ostéo-arthrite rappellent ceux attribués aux carences en sélénium, des chercheurs japonais ont étudié l'effet d'un régime pauvre en sélénium sur les articulations du rat. Ils ont noté que les cellules des cartilages étaient altérées, et que la densité osseuse des animaux diminuait. Ces travaux confirment l'importance du sélénium dans la prévention des maladies dégénératives du squelette. » (*Sciences et Avenir*, mars 1995).

À forte dose, certains minéraux sont également des pro-oxydants : le fer, le cuivre et le manganèse, par exemple.

Mais les radicaux libres peuvent également s'intéresser au collagène de la peau, par exemple, et provoquer un vieillissement cutané anticipé, avec une perte de souplesse, de résistance, d'hydratation et apparition de taches brunâtres.

Une autre manifestation pathologique est l'inflammation des boîtes articulaires. Par la présence de radicaux libres dans l'articulation, la synovie est oxydée, ce qui détruit plus ou moins ses qualités lubrifiantes. Dans ce cas, l'articulation est plus difficilement mobilisable et l'inflammation apparaît.

Les radicaux libres peuvent aussi s'attaquer aux protéines cellulaires et altérer ainsi, entre autres, les fonctions enzymatiques et hormonales.

Ce qui est plus grave et qui constitue actuellement une voie de recherche à ne pas négliger, c'est de savoir que les radicaux libres exerceraient une activité immunosuppressive, notamment dans le cas du sida.

Le stress est aussi un facteur générateur de radicaux libres par le fait que l'organisme doit s'adapter, s'accommoder à chaque fois et, pour cela, il se carence en minéraux, vitamines et enzymes. De plus, faire face chaque jour, chaque minute, aux stress qui caractérisent notre société moderne demande des réponses rapides et justes de nos systèmes nerveux, endocrinien et immunitaire.

La plaque tournante de cette adaptation est une zone neurohormonale située à la base du cerveau : l'hypothalamus. Les stress sont ainsi reçus par cette zone qui envoie ensuite des informations et des ordres *(Realising Factors)* à l'hypophyse antérieure qui, à son tour, sécrétera une corticotrophine (ACTH) ainsi que l'hormone de croissance (STH). Ces substances agiront sur les glandes surrénales au niveau cortical :

- l'ACTH stimulera la sécrétion des glucocorticoïdes (cortisol) et celle des corticoïdes masculins (testostérone),
- la STH stimulera la sécrétion des minéralocorticoïdes.

Mais ces deux sécrétions sont antagonistes :

- les glucocorticoïdes ont des propriétés anti-inflammatoires ; ils diminuent l'intensité des réactions allergiques, sont antihistaminiques, augmentent la néoglycogénèse (synthèse de glucose à partir d'éléments protidiques et lipidiques) et la fabrication d'anticorps...
- les minéralocorticoïdes ont des propriétés pro-inflammatoires ; ils élèvent la vitesse de sédimentation, sont hypertenseurs, sclérosent les tissus rénaux...

Ainsi, une adaptation ou accommodation répétitive aux stress quotidiens, avec une sécrétion excessive de minéralocorticoïdes, pourra engendrer des rhumatismes inflammatoires que l'on soignera éventuellement avec des glucocorticoïdes (cortisone) à action anti-inflammatoire.

Nous connaissons tous les effets iatrogènes de ces produits chimiques sur toute l'économie organique. De plus, ils ne résolvent en aucune manière le problème. Mais ils font partie de ce qu'on appelle des médicaments de confort, forts utiles quelquefois.

Voilà pourquoi il faut se répéter sans cesse : « *Il n'y a pas de problèmes, il n'y a que des solutions.* » (André Gide). Ce qui signifie qu'il faut toujours minimiser les soucis, les problèmes, les stress en général, et surtout les vivre émotionnellement, puis entretenir l'optimisme, qui est la seule thérapeutique pour apprivoiser le stress et – pourquoi pas – en faire un allié qui permettra peut-être à certains de se bonifier et de s'élever mentalement et spirituellement.

*Comment se protéger contre les radicaux libres ?*
Face à la production de radicaux libres, l'organisme humain oppose deux lignes de défense :

- Les *enzymes,* qui interceptent les formes actives de l'oxygène. Il existe dans l'organisme plus de 1 400 enzymes capables de lutter contre les effets nocifs des radicaux libres. On distingue :
  - les *métallo-enzymes* : la superoxyde dismutase (SOD) et le glutathion peroxydase (GPX),
  - les *enzymes dites métallo-actives* : la catalase.
- Les *piégeurs exogènes* de radicaux libres. Si l'activité enzymatique est insuffisante, les radicaux libres s'accumulent. Cette formation peut être stoppée par les piégeurs de radicaux libres : bêta-carotène (vit. A), alpha tocophérol (vit. E), vitamine PP, vitamine C et la rutine (vit. P).

## Les protides, acides aminés et nucléoprotides

Après l'action de la pepsine dans l'estomac, de la trypsine et de la chymotrypsine du suc pancréatique, ainsi que l'action ultime des peptidases de l'intestin grêle, les protéines de l'alimentation sont scindées en acides aminés, ou amino-acides. Ces derniers sont absorbés dans le sang au niveau de l'intestin grêle et circulent avec le sang (une goutte de sang contient dans son plasma la vingtaine d'acides aminés absorbés avec le repas précédent).

Ces acides aminés circulent donc avec les composants du sang, et chaque cellule du corps prélève les acides aminés dont elle a besoin pour sa croissance et son entretien.

### Exemple simple et quotidien

Si la peau a été coupée, les cellules cutanées produiront de nouvelles cellules pour combler la brèche. Les cellules bordant chaque côté de la lésion prélèvent des acides aminés dans le sang et les assemblent dans un ordre correct pour fabriquer de la protéine cutanée. En même temps, les cellules de la moelle osseuse prélèvent des acides aminés identiques et les assemblent pour fabriquer des globules sanguins.

Les protéines ou protides[18] servent donc à l'élaboration du tissu vivant. Mais le propre d'un tel tissu est de vieillir, de perdre sa fonction et d'être remplacé par des cellules plus jeunes. C'est ainsi que toutes nos protéines de constitution sont en perpétuel renouvellement. Les plus vieilles sont catabolisées (détruites) et de plus jeunes, identiques, viennent les remplacer (anabolisme).

Bien entendu, là encore, chez l'adulte sain, il doit y avoir un équilibre harmonieux entre anabolisme et catabolisme.

Chez l'enfant, l'adolescent ou le convalescent, l'anabolisme est toujours supérieur au catabolisme : c'est la phase de croissance et de prise de poids.

Il est à noter qu'il n'y a pas de forme de réserve des protéines ni de stockage d'acides aminés.

*Que se passe-t-il donc lorsqu'on consomme plus de protéines qu'il n'en faut pour la croissance et la réparation des tissus ?*

Le surplus de protéines ou d'acides aminés est utilisé pour produire de la chaleur, de l'énergie ainsi que de l'urée. Pour ce faire, le foie désamine les acides aminés.

[18] Au-delà de 60 acides aminés en chaîne, on parle normalement de protéine.

On appelle *désamination oxydative* la dégradation d'un acide aminé avec formation d'un acide cétonique et d'ammoniac ($NH_3$). Ce processus a surtout lieu dans le foie et les reins, mais également dans toutes les cellules du corps.

Dans le cas d'une consommation excessive de protides, il y aura beaucoup plus de désamination, donc de formation d'acide cétonique et d'ammoniac, ainsi que de la fatigue hépatique et/ou rénale.

Comme tous les corps cétoniques obtenus par désamination ou lors du métabolisme des graisses sans hydrate de carbone, l'acide cétonique est un corps acide qui participe à la genèse des pathologies rhumatismales.

Quoi qu'il en soit, l'ammoniac ainsi formé est une substance toxique qui doit être transformée, puis éliminée :

- dans les reins, elle est éliminée par les urines sous forme de sels ammoniacaux,
- dans le foie, elle est transformée en urée qui sera ensuite éliminée par les reins dans les urines.

En cas d'insuffisance hépatique, l'ammoniac continue à être produit, mais elle n'est plus convertie en urée. Il peut en résulter une intoxication ammoniacale conduisant au coma.

La conversion de l'ammoniac en urée ne se fait que dans le foie, selon une suite de transformations qui définit le cycle de l'urée de Krebs.

Après diverses transformations, les résidus non azotés (carbone, hydrogène et oxygène) entrent dans le cycle de l'acide citrique (cycle de Krebs) où ils sont soit complètement catabolisés, soit convertis en glucose, lipides, corps cétoniques ou autres acides aminés.

Quant aux nucléoprotéines contenues dans les noyaux cellulaires des fibres musculaires essentiellement (protéines d'origine animale), y compris dans les tissus glandulaires (foie, rognons, sauf œuf et lait), elles sont composées d'acides nucléiques et d'acides aminés.

Dans l'intestin, les acides nucléiques seront fractionnés en nucléotides par les nucléases pancréatiques, et les nucléotides sont fractionnés en nucléosides et acide phosphorique par des enzymes situées à la surface des cellules de la muqueuse intestinale.

On trouve dans les nucléosides des purines et des pyrimidines combinées à un sucre. Les principales purines sont l'adénine et la guanine. L'acide urique représente le produit final d'oxydation de ces purines. L'hypoxanthine et la xanthine sont des produits d'oxydation intermédiaires. La xanthine-oxydase convertit la xanthine en acide urique. Les pyrimidines sont dégradées totalement jusqu'à l'urée.

Notons que l'origine de l'acide urique est à la fois :
• endogène, à partir des vieilles protéines organiques,
• exogène, à partir des protéines animales ingérées.

Il faut se souvenir que cet acide urique peut se déposer dans les boîtes articulaires sous forme de cristaux phagocytés par les leucocytes et provoquer une inflammation locale. Et voilà à nouveau les mêmes signes rencontrés qu'avec d'autres sources d'acidité.

Après ces quelques explications, il est clair que la consommation excessive de protéines animales est source d'urée, d'acide cétonique et d'acide urique. Ces trois éléments peuvent être responsables de diverses pathologies rhumatismales, avec éventuellement un épuisement des fonctions hépatiques et rénales, ainsi que leurs conséquences pathologiques logiques.

## Les fermentations et putrescences intestinales

Deux phénomènes de fermentation et de putrescence se déroulent au niveau du gros côlon, chacun à un endroit différent.

- Les *fermentations* se déroulent dans le côlon ascendant (côlon droit) et sont biologiquement acides. Elles sont principalement issues des digestions ultimes de glucides (fruits, légumes, céréales...), d'amidons ainsi que de cellulose.
  Les produits ainsi élaborés sont des acides organiques aux noms poétiques, mais révélateurs dans les pathologies rhumatismales : acides lactique, butyrique, pyruvique, propionique, acétique, succinique... Il en résulte également du $CO_2$, de l'hydrogène ($H_2$), de $SH_2$ et des traces de méthane.
  Ces actions ultimes de transformation d'aliments glucidiques, d'amidon et de cellulose – pour la majeure partie à ce niveau côlonique – sont dues à la présence dans l'intestin de la fameuse flore intestinale[19].
  Daniel Kieffer en dit dans son livre *L'homme empoisonné (op.cit.)* : « *...L'action microbienne exercée sur un gramme*

[19] Plusieurs mécanismes concourent à maintenir en équilibre les populations microbiennes intestinales :
- les facteurs non spécifiques comprennent des substances chimiques telles que lysosyme, lactoferrine... et des défenses de type mécanique, comme le péristaltisme intestinal,
- les facteurs spécifiques sont représentés par l'effet de barrière microbien (certaines espèces bactériennes empêchant le développement incontrôlé d'autres espèces nocives) et, surtout, par l'immunité intestinale qui exerce son effet protecteur grâce aux anticorps synthétisés dans la lumière intestinale et tapissant la muqueuse. Ces anticorps neutraliseront les virus et les toxines bactériennes, agglutineront les bactéries et empêcheront leur adhérence à la muqueuse.

*d'amidon produit 1,8 l de gaz (acide carbonique, méthane), en grande partie résorbée et dissoute dans la circulation. »*

- Les *putrescences* se déroulent dans le côlon transverse et le côlon descendant (côté gauche) et sont dues essentiellement aux dernières transformations enzymatiques des protéines animales ingérées et non digérées dans l'intestin grêle (10 à 20 g), ainsi qu'aux protéines issues de la desquamation quotidienne de la muqueuse intestinale, les reliquats d'enzymes pancréatiques et intestinales, la partie protéique des glycoprotéines... auxquels il convient d'ajouter un peu d'urée (15 à 30 % du total) qui diffuse à travers la paroi colique.
  Les protéines sont d'abord hydrolysées par des hydrolases spécifiques, produites par les bactéries intestinales (le groupe clostridium en est particulièrement riche), et il en résulte des acides aminés.
  Ces transformations engendrent des produits comme l'ammoniac ($NH_3$), ainsi que des amines aromatiques telles que scatol, phénol, indol, cadavérine, hydrogène sulfuré..., qui sont à l'origine de l'odeur des matières fécales, tous plus ou moins toxiques. Grâce à ses diverses fonctions antitoxiques, le foie les transformera et en supprimera la toxicité pour qu'elles puissent être évacuées avec les urines.

## La fatigue par surmenage ou par insomnie

L'activité physique demande beaucoup d'énergie chimique et la restitue sous forme d'énergie mécanique (contraction musculaire).

Les fibres musculaires tirent leur énergie de l'ATP. Mais d'où vient l'énergie contenue dans l'ATP ?

Dans un premier temps, elle provient d'un composé présent dans les fibres musculaires : la phosphocréatine, qui se décompose en créatine et en acide phosphorique. Combiné à l'ADP (adénosine di-phosphate), ce dernier produit de l'ATP.

La réserve de phosphocréatine s'épuisant vite, les fibres musculaires mobilisent également leur glycogène de réserve, puis se procurent alors de l'ATP à partir de l'énergie extraite de l'oxydation de certains nutriments, en particulier le glucose, éventuellement les lipides et, en dernier ressort, les protides, avec des conséquences désastreuses pour toute l'économie générale organique.

Cet apport énergétique se fait par l'intermédiaire du liquide sanguin. Mais si celui-ci n'arrive pas correctement ou insuffisamment aux fibres musculaires, en leur apportant les nutriments et l'oxygène indispensable, le tissu musculaire devient très vite incapable de poursuivre son activité. De plus, l'apport d'oxygène étant insuffisant (par la mauvaise circulation et par l'effort lui-même qui essouffle), l'oxydation du glucose sera incomplète et il en résultera certains acides métaboliques.

Il y aura alors formation d'acide pyruvique, puis, privé d'oxygène, celui-ci se transformera en acide lactique. Ce dernier, dû au mauvais métabolisme oxygéné du glucose, rejoindra l'acide lactique issu du métabolisme normal des fibres musculaires en activité.

En effet, toute activité des fibres musculaires – comme tout travail – produit également des déchets qui sont normalement éliminés par nos filtres biologiques émonctoriels (ainsi, le $CO_2$ est éliminé par les poumons, l'eau par les reins…) ou réutilisés et reconvertis en énergie (ainsi, l'acide lactique sera reconverti en glucose par le foie en présence d'oxygène et d'enzymes).

Cette conversion s'opère avec de multiples transformations intermédiaires : c'est le cycle de Cori.

Mais là encore, une sousoxygénation due à des efforts trop intenses bloquera ce processus. Les fibres musculaires se retrouveront alors emprisonnées dans de l'acide lactique, ce qui se traduit par des courbatures, une fatigue intense pouvant aller jusqu'à l'insomnie.

Lorsque les activités physiques sont prolongées au-delà d'un seuil personnel, les déchets lactiques issus de la combustion s'accumulent dans les muscles, qui ne reçoivent plus suffisamment d'oxygène ni d'énergie. Il en résulte une circulation déficiente due à la fatigue après un effort intense et le terrain musculaire s'acidifie.

L'activité intellectuelle intense et/ou l'insomnie volontaire ou involontaire procèdent de la même manière et entraînent de plus un épuisement de nos systèmes endocrinien et nerveux.

Ces deux systèmes, garants d'une bonne vitalité pour que les différents métabolismes organiques puissent s'opérer dans les meilleures conditions, permettent également à nos différents systèmes de régulation et d'homéostasie d'effectuer leurs réglages avec justesse, pour le plus grand bonheur de notre organisme physique et mental.

De plus, ils sont les piliers du bon fonctionnement de notre système immunitaire, système de défense contre les agressions de toutes sortes, y compris celles de notre propre corps (les maladies auto-immunes sont de plus en plus fréquentes actuellement, ainsi la spondylarthrite chronique ankylosante).

L'activité physique et intellectuelle doit être un plaisir et non une corvée ou un épuisement.

## Le manque d'oxygénation

La sédentarité entraîne évidemment une sousoxygénation préjudiciable à toutes nos cellules, et plus particulièrement à celles de notre cerveau, qui est le plus grand consommateur d'oxygène de l'organisme.

Nous avons vu également que l'oxygène est indispensable aux différents métabolismes afin qu'ils s'accomplissent harmonieusement pour rétablir ou garder la santé et la vitalité, états normaux de l'être humain.

Faute de cet atome, nos métabolismes sont interrompus et nous fabriquons des acides dits intermédiaires qui empoisonnent nos différents tissus et humeurs ; les acides existants ne sont alors plus transformés correctement.

Le processus biochimique de la formation ou du maintien de certains acides – qui s'établit par la sousoxygénation due à la sédentarité –- est identique à celui issu d'un surmenage physique ou intellectuel. Dans les deux cas, le manque d'oxygène crée le terrain propice aux pathologies rhumatismales.

## Les éliminations insuffisantes

Les reins sont des organes très fragiles qu'il faut protéger et ne pas accabler de travail si on veut les conserver en parfait état de fonctionnement. Ils ont la charge d'éliminer les excès d'ions acides ($H^+$) et font partie intégrante du système homéostasique de régulation du pH sanguin et urinaire.

L'élimination rénale est donc un facteur primordial pour lutter contre l'accumulation des acides au niveau tissulaire, qui engendrera à plus ou moins long terme des pathologies rhumatismales.

Le manque d'apports liquides (eau) ou d'aliments contenant de l'eau favorise la rétention d'urine, et donc des acides.

Une lésion du filtre rénal, due à une consommation excessive d'aliments azotés d'origine animale, aura également des répercussions sur l'élimination des déchets, notamment des acides non métabolisables.

Le système cutané est un filtre biologique émonctoriel trop peu sollicité à mon goût. En effet, à cause de la sédentarité, nombreux sont ceux qui ne transpirent pas… parfois pour leur plus grand bonheur. S'ils savaient le grand malheur que c'est pour eux !

Avec son étendue extraordinaire parsemée d'excrétions sudorifiques et sébacées, la peau permet d'éliminer de nombreux déchets tels que les acides, mais également de soulager, voire même de remplacer certains autres émonctoires défaillants. Exemple : quand on transpire beaucoup, l'urine est moins abondante et quand on urine énormément, on transpire peu.

Quoi qu'il en soit, une insuffisance d'élimination rénale et/ou cutanée favorise l'installation d'un terrain acide, puis la genèse et le développement de pathologies rhumatismales dans leur ensemble.

## Les stress

Comme élément acidifiant pouvant induire des pathologies rhumatismales, le stress pourrait être considéré comme le facteur numéro 1. En effet, qui nous incite à consommer tel ou tel aliment… si ce n'est notre libre arbitre mental ?

C'est notre mental qui nous fait choisir, en fonction de critères peu objectifs (l'instinct, le désir, l'envie, la raison, etc.), de consommer tel ou tel aliment. Si ce libre arbitre est perturbé ou désaxé par des stress ou conflits divers (perçus ou non), le choix de l'aliment sera perturbé et l'instinct, ainsi que le désir et la raison, seront faussés.

Quelques arguments supplémentaires : chaque jour, chaque minute (même la nuit parfois !), nous subissons des stress ou des agressions mentales que nous devons résoudre très rapidement. Sans cesse, nous devons nous adapter à notre environnement, qu'il soit climatique, politique, social, familial, professionnel, affectif... Pour effectuer rapidement cette accommodation permanente, le corps a surtout besoin de vitamines du groupe B (vitamines du système nerveux), de vitamines C et E (antioxydantes), d'oligo-éléments (zinc, sélénium... des anti-oxydants qui participent à la synthèse des enzymes) et d'enzymes...

Dans ces conditions, on peut comprendre pourquoi le stress favorise les pathologies rhumatismales ou fabrique un terrain acide (certaines personnes deviennent rhumatisantes par des stress répétitifs et mal gérés alors qu'elles n'avaient pas de prédispositions génétiques ou acquises).

Les gens stressés ont généralement une cage thoracique peu développée (peu d'oxygénation), ne pratiquent pas de sport (sédentarité), ne prennent pas le temps de manger avec conscience (carence vitaminique et minérale) et encore moins celui de se relaxer musculairement (formation d'acide lactique), d'uriner (émonctoire bloqué) et d'écouter les autres (carence d'amour). Tous ces phénomènes entretiennent les effets négatifs des stress non réglés.

Leur respiration est donc courte, voire saccadée, ce qui suppose une oxygénation amoindrie, génératrice de substances acides.

La sédentarité provoque une sousoxygénation ainsi qu'un ralentissement de la circulation sanguine et lymphatique, entraînant là aussi des carences minérales et vitaminiques, sources d'acidité.

En outre, l'alimentation prise trop rapidement, sans conscience, est source de carences vitaminiques et minérales difficilement comblées et responsable de l'interruption du métabolisme en phase acide.

Je ne résiste pas au plaisir de citer une phrase de mon ami et confrère Daniel Kieffer, écrit dans son ouvrage *L'homme empoisonné*, qui explique parfaitement la relation entre psychique et physique : « *Une colère rentrée produit beaucoup d'acide lactique et pyruvique, et un peu d'acide butyrique. Une colère exprimée également, mais avec cent fois moins de retombées pathogènes.* » Qui d'entre nous n'a jamais exprimé ni de colère ni de pleurs, par convention sociale ou par code moral, et combien sont ceux qui peuvent les accepter (on associe souvent colère et violence… mais on oublie que les colères rentrées engendrent la violence) ! Alors, rétablissons la colère car elle permet de faire comprendre à l'autre les limites à ne pas dépasser.

Selon Françoise et Gérard Sueur :

« *Il est sage pour qui le désire de sortir des pièges générés par notre mental, qui anticipe l'événement et qui maîtrise nos émotions.*

*Il ne s'agit pas de combattre ou de nier le mental, mais de l'apprivoiser de telle manière que son hypervigilance diminue, afin que les émotions à vivre puissent devenir source d'enseignement et de plaisir et non de mal-être ou de souffrance. Ainsi, vous serez sensiblement moins dérangé par quelque facette que ce soit de la vie.*

*Car le mal-être, qu'il s'exprime au niveau corporel à travers la présence de symptômes ou de maladies ou au niveau de la psyché par des troubles comportementaux ou relationnels, n'est bien souvent que l'expression de problématiques existentielles non résolues.*

*Partir à la découverte de SOI, c'est reconnaître ses contentieux émotionnels dans l'authenticité de l'instant, puis accepter leur présence et les désactiver par pacification et deuil à leur attachement, après avoir permis aux émotions contenues et retenues depuis parfois très longtemps d'être vécues sans crainte du jugement ou de la culpabilité…*

*Comprendre intellectuellement l'origine de son mal-être est important, mais ce n'est pas pour autant que nous avons pu nous en libérer. Il nous semble que tant que son inscription émotionnelle, qui est corporelle, n'a pas été vécue et pacifiée, il ne peut y avoir de véritable libération de son emprise émotionnelle dans nos comportements du quotidien.*

*C'est en abordant un travail psychocorporel au sein d'une dynamique de la relation à l'autre et dans le respect de chacun que cette pacification semble être le plus facilement atteinte.* »

Extrait de la conférence de l'auteur, organisée par l'École de Naturopathie Dynamis (Chiasso/Suisse), le 8 mai 1998, à Lugano.

« *Le "terrain" prédisposé aux maladies psychosomatiques est celui des neuro-arthritiques, qui sont généralement des introvertis, des hypersensibles, perméables aux stress et vulnérables aux idées.*

*Dans chacune de nos cellules existe un long ruban d'ADN qui véhicule la mémoire du passé, donc également les fragilités de nos parents et de nos aïeux. Il convient d'ajouter à ce terrain héréditaire tous les chocs psychologiques engrangés pendant l'enfance et même pendant la période fœtale. Toutes nos souffrances affectives sont en effet chimiquement codées dans notre cerveau, et cette mémoire affective peut s'inscrire, par exemple, dans les fibres du corps sous forme de tensions musculaires. Bref, notre corps se souvient de ses émotions réprimées et refoulées.*

*Ainsi, on sait aujourd'hui que certaines frustrations de l'enfance peuvent freiner l'activité de l'hypophyse et réduire ainsi la sécrétion de l'hormone de croissance, par exemple.*

*Nous sommes donc tous prisonniers de notre passé dans notre façon de réagir dans le présent ainsi que dans nos comportements quotidiens.* »

Voici une phrase de Démocrite (460-370 av. J.-C.) qui illustre parfaitement ces propos: « *Ce que le corps réclame, nous l'avons tous sous la main, sans peine ni souffrance. Quant à ce qui exige de la peine et de la souffrance et lui attriste la vie, ce n'est pas le corps qui le désire, mais la perversité de notre esprit.* » Bien entendu, une personne peut très bien vivre avec sa tendance à l'acidification… à condition d'adapter sa consommation d'acides à ses capacités personnelles.

Tous les gens ne sont pas exposés aux pathologies rhumatismales. Seuls les neuro-arthritiques s'acidifient pour un rien et peuvent même produire de l'acidité avec une contrariété ou un surmenage, car leur capacité métabolique baisse et ainsi, leur taux d'acidité augmente.

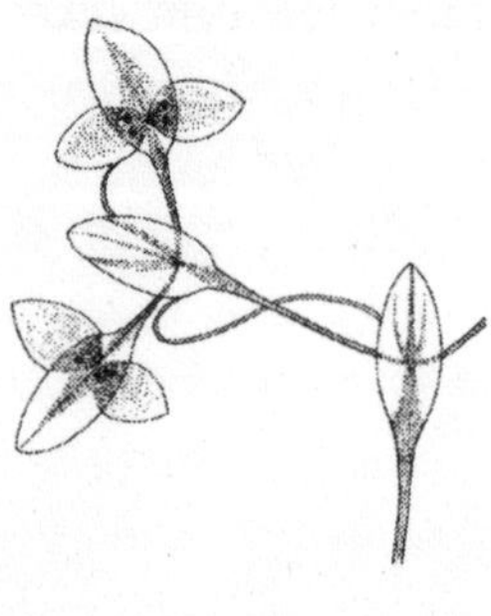

*« Ne considère pas le vase,*
*mais son contenu. »*
**Talmud**

# IX

# Stratégie générale naturopathique

Les bases du traitement général proposé relèvent uniquement du bon sens et de la logique, compte tenu des explications fournies dans les pages qui précèdent. Cependant, dans certains cas de douleurs et de limitations d'amplitude articulaire notamment, il conviendra d'associer les conclusions et thérapeutiques allopathiques réservées au médecin avec une réforme naturopathique bien conduite.

## Conseils généraux de nutrition

1 • Réduire globalement les apports caloriques pour favoriser la réduction de poids corporel si excessif afin de ne pas solliciter anormalement les articulations.

2 • Réduire, voire supprimer les aliments histamino-libérateurs ou pouvant provoquer allergies ou intolérances alimentaires, afin d'éviter qu'ils servent de « starter », de « déclencheur » ou d'entretien aux pathologies auto-immunes (fromages fermentés, beurre, lait, œufs, tomates...).

3 • Réduire la consommation de graisses saturées, principalement d'origine animale (viande, beurre, lait, fromages...), au profit de graisses insaturées (mono- et polyinsaturées) pour faciliter la synthèse de prostaglandines et de prostacyclines non inflammatoires et permettre aux membranes cellulaires d'optimiser leur rôle immunomodulant (voir *Le Cholestérol, op.cit.*).

4 • Favoriser la consommation de produits frais et crus (apport de nutriments exceptionnels).

5 • Manger davantage de poissons frais non frits, si possible trois fois par semaine (apport d'acides gras essentiels mono- et polyinsaturés).

6 • Consommer davantage d'aliments à fibres : légumes verts (carottes, poireaux, navets...), fruits frais et doux (pommes, poires, bananes...), céréales complètes ou demi-complètes (pâtes, riz, pilpil, boulgour, millet, sarrasin...), légumineuses (lentilles, pois chiches, haricots...), pour favoriser le transit intestinal, entre autres.

## Désacidifier le terrain

- Conseiller fermement la suppression – ou au moins la diminution – des aliments acides ou générateurs d'acidité, sauf celle des protides (composés d'acides aminés) qui sont indispensables à la construction des os, des cartilages, des muscles… et à la synthèse d'hormones, d'enzymes, etc. Cependant, nous aurons toujours le loisir et le libre arbitre de préférer les protides végétaux aux protides animaux, riches en acides gras saturés, en ptomaïnes et cadavérines de toutes sortes…
  La plupart des aliments acides par goût proviennent des pays chauds. Il serait donc logique de les consommer en période estivale, jamais par temps froid et jamais le matin au réveil où toutes les fonctions digestives sont froides et endormies. En revanche, plus on avance dans la journée et plus les processus d'oxydation, de métabolismes et autres activités cellulaires fonctionnent à leur plus haut niveau, plus il est possible, dans une certaine mesure, d'absorber des fruits plus ou moins acides.

  ***Aliments acides ou générateurs d'acidité tissulaire***
  *Oranges, citrons, pamplemousses, kiwis, cerises de Montmorency, pommes vertes, fruits verts (pas mûrs), tomates cuites, ananas, épinards cuits, blettes, asperges, rhubarbe, oseille, café, thé, alcool, sucre blanc, chocolat, limonade, coca-cola, viandes rouges, charcuteries, abats, petit-lait des yaourts et des fromages blancs non égouttés, lait caillé, kéfir, céréales raffinées, bonbons, vinaigre de vin et d'alcool… (liste non exhaustive et laissée à l'appréciation de chacun).*

- Supprimer les acides d'origine endogène – fabriqués et synthétisés par l'organisme lui-même – qui sont dus :

– aux stress (présence de radicaux libres favorisant l'éclatement des cellules et la libération des acides nucléaires : ADN et ARN = acides endocellulaires),
– aux fermentations intestinales,
– aux insuffisances émonctorielles acquises ou innées (hépatique, cutanée, intestinale et rénale),
– aux surmenages physiques et intellectuels volontaires ou involontaires, perçus ou non,
– à la sédentarité (paresse musculaire ainsi que manque d'oxygénation).

## Favoriser l'évacuation des acides

Les émonctoires sollicités dans le cas d'arthritisme par acidification du terrain et formation de substances cristalloïdales par tamponnage des acides par des bases sont les filtres cutané et rénal.

### Les reins

Pour stimuler la fonction éliminatrice rénale, il suffit d'augmenter simplement sa ration hydrique quotidienne (1 à 2 l par jour, en fonction de l'apport d'eau des aliments consommés). L'eau de Mont Roucous (eau minérale possédant d'excellentes références bio-électroniques) est tout à fait indiquée pour favoriser cette cure d'élimination rénale.

En pharmacie ou en magasin bio, il existe également une eau minérale naturelle gazeuse très intéressante dans les problèmes rhumatismaux : l'*hydroxydase*. Cette eau favorise la détoxication de l'organisme par destruction et élimination des toxines (acide urique, cholestérol, urée…) par diurèse tout en apportant des éléments minéraux essentiels. Elle est cependant déconseillée dans l'hypertension artérielle et les pathologies rénales.

Dans les pathologies rhumatismales, je conseille ces eaux, très agréables à boire dans la journée, mais aussi en monodiète un ou deux soirs par semaine. La consommation d'aliments réputés pour leur action diurétique (poireau, chou, cresson, cerises douces, pissenlit...) est également indiquée.

Le phénomène de diurèse peut être accentué en buvant des infusions de plantes diurétiques, telles que : queues de cerises, ache, bouleau, busserole, pariétaire, stigmates de maïs, solidago, vergerette du Canada, piloselle, bruyère, cassis, chiendent, orthosiphon, genévrier, aubier de tilleul, ortie, frêne, saule, reine-des-prés (ces deux dernières contiennent de l'acide salicylique, anti-inflammatoire contenu également dans la fameuse aspirine !).

Par nécessité professionnelle ou par convenance personnelle, on peut prendre ces plantes sous forme de teinture mère, en comprimés ou autres triturations.

### La peau

Pour stimuler la fonction éliminatrice cutanée par l'intermédiaire des glandes sudoripares et sébacées, l'exercice physique est la technique par excellence qui ne saurait être remplacée qualitativement par aucune autre.

Cependant, dans certains cas (voyage, fatigue, âge avancé, douleur...), le bain tiède, chaud, voire supercalorique (cher au Dr Salmanoff, son précurseur) peut être d'un grand secours et stimuler la transpiration, mais seulement au niveau des glandes sudoripares (alors que l'exercice bien conçu stimule les deux glandes cutanées).

Les glandes sudoripares sont considérées comme des reins miniatures qui éliminent des « cristaux » et nettoient ainsi le liquide sanguin. Quant aux glandes sébacées, elles favorisent l'élimination des déchets graisseux, visqueux, présents dans le liquide lymphatique. Elles aident ainsi les fonctions éliminatrices hépatiques sous forme de bile, et pulmonaires sous forme de crachats, quelquefois insuffisantes héréditairement et/ou bloquées psychologiquement et/ou débordées par un travail éliminateur dépassant leur capacité.

De plus, le bain chaud crée une fièvre artificielle destinée à brûler les déchets, augmente les métabolismes et les échanges par l'accélération des liquides humoraux qui transitent alors davantage au travers les cellules et les filtres émonctoriels.

Là encore, on peut utiliser certaines plantes sudorifiques (sureau, bourrache, sassafras, bouillon blanc, buis...). La sudation pourra être renforcée en buvant, dans le bain chaud, une infusion non sucrée de sureau ou autre (chaleur interne par l'infusion et chaleur externe par le bain).

## Alcaliniser le terrain

Certains aliments possèdent la propriété indispensable aux rhumatisants de modifier notre terrain organique grâce à leur qualité alcalinisante :

- les légumes verts crus et cuits (sauf les acides cités),
- la pomme de terre (non frite !),
- la banane,
- les amandes fraîches,
- les châtaignes (trop boudées ou oubliées),
- la poire,
- le sarrasin,
- le melon (attention aux incompatibilités digestives),
- les fruits secs biologiques.

- La *pomme de terre* : aliment très controversé, pourtant riche en minéraux et vitamines. Faire une monodiète de pommes de terre est une assurance contre l'acidité tissulaire, donc excellente pour les rhumatisants.

- La *banane*: aliment de force riche en vitamines (C, B1, B2), provitamine A, sels minéraux dont le fer, le magnésium, le phosphore, le calcium.
- Les *amandes fraîches*: nutritives, énergétiques et reminéralisantes, elles conviennent parfaitement aux rhumatisants qui désirent s'alcaliniser.
- Les *châtaignes*: aliment très économique et très nutritif, elles renferment 30 à 40 % de glucides, 4 à 5 % de protides, des minéraux (K, Fe, Zn, Cu, Mn, P, Mg, S, Na, Ca), ainsi que de nombreuses vitamines, telles que B1, B2, B3, B6, C, E...

Pourquoi ne pas faire une *monodiète* (un seul aliment) une fois par semaine: par exemple une journée de pommes de terre à l'eau ou à la vapeur pour alcaliniser votre terrain acide.

Il existe dans les magasins bio un produit que je recommande très sincèrement et qui a été conçu sur la demande de la pionnière du monde médical suisse, le Dr Catherine Kousmine. Il s'agit de l'Herbasit, commercialisé par Biosana.

## Reminéraliser

Pourquoi reminéraliser? Tout simplement parce que les excès d'acides contenus dans nos tissus durant un temps plus ou moins long ont été tamponnés par des bases.

Dans l'organisme humain, les bases sont des minéraux. Et lorsque le pouvoir alcalinisant des réserves minérales est épuisé, ce sont les minéraux organiques de constitution qui prennent la relève afin de toujours maintenir un pH sanguin aux alentours de 7,35 (± 0,2).

Ceci explique pourquoi les arthritisants et rhumatisants de tous ordres sont généralement des déminéralisés. Et cette déminéralisation est facilement vérifiable : les ongles sont cassants, les cheveux tombent, les dents sont fragiles ou se déchaussent...

Dans ces conditions, il convient de reminéraliser l'organisme pour pallier les pertes minérales effectuées dans le but de corriger l'excès d'acidité tissulaire.

Le minéral auquel on pense immédiatement, c'est le calcium (une femme sur trois est carencée en calcium) : seul le calcium (500 à 1 500 mg/jour) chélaté, c'est-à-dire sous forme liée à une protéine, est assimilable.

Nous connaissons tous le calcium et savons qu'il est indispensable aux os et aux dents :

- 99 % du calcium organique se trouvent sous la forme de phosphates de calcium,
- 1 % du calcium joue un rôle dans la coagulation du sang, dans l'excitabilité nerveuse et musculaire.

Le calcium est nécessaire à la libération – par les terminaisons nerveuses (boutons synaptiques) – de neurotransmetteurs du type acétylcholine ou sérotonine (catécholamines).

Le métabolisme calcique est sous la régulation de la vitamine D.

Chez les anxieux qui souffrent d'un excès d'acide lactique dans leurs tissus, la prise de calcium permet de transformer cet acide en lactate de calcium (sels).

On peut également associer la prise de calcium – dont l'action relaxante n'est plus à démontrer – chez les anxieux et les insomniaques à des prises de vitamine A et D. Ces dernières se trouvent en quantité raisonnable dans les huiles de foie de poisson (la vitamine D contenue dans ces huiles est commercialisée par de nombreux laboratoires).

*Précautions complémentaires et élémentaires*
La caféine, l'alcool, le tabac, les régimes trop salés et trop riches en protéines augmentent la sécrétion du calcium.

Une supplémentation de calcium ne doit pas altérer l'équilibre calcium/magnésium (2/1) car elle pourrait alors se répercuter au niveau osseux ou aggraver la constitution des plaques d'athérome.

Une augmentation de calcium plasmatique empêche la coagulation sanguine. De plus, la prise de calcium n'est pas recommandée dans les cas de lithiase rénale ou vésiculaire.

La prise de vitamine D est également conditionnée à une hypercalcémie, ce qui est une contre-indication formelle.

La prise excessive de vitamine A (rétinol) peut provoquer une hypertension du liquide céphalorachidien, avec nausées, vomissements, maux de tête, saignements de nez…

L'acide oxalique présent dans certains aliments (oseille, épinards, rhubarbe) se lie avec le calcium pour former des oxalates de calcium insolubles.

Le sésame (en graines) est l'aliment le plus riche en calcium. Pourquoi ne pas saupoudrer nos crudités, légumes, céréales, etc., avec ces merveilleuses graines.

**Calcium/zinc** : l'absorption intestinale du calcium est gênée par le zinc et réciproquement.
**Calcium/phosphore** : un excès de phosphore peut perturber la fixation et l'assimilation du calcium.
**Calcium/fer** : un excès de calcium peut entraîner une diminution de l'assimilation du fer et empêcher son intégration dans l'hémoglobine.

Il existe bien d'autres minéraux concernés par la déminéralisation, dont la silice (Si), que l'on trouve dans le Bambouflex (Lab. Fenioux). La silice est indispensable à la reconstruction du tissu osseux et joue également un rôle au niveau artériel et dans les cas de lésions du tissu veineux, comme les ulcères variqueux. On la trouve dans la prêle, le lithothame, les céréales complètes, l'ail, l'échalote, le chou-fleur…

À noter une excellente silice organique: Silanorg Natur (Cytobiolife), qui donne de très bons résultats par voie buccale, mais aussi sous forme de gel (voir le site de l'auteur).

## Oxygénation

L'apport d'oxygène est absolument indispensable pour permettre à nos différentes cellules d'effectuer les nombreux métabolismes qui régissent la vie. Privé d'oxygène, certaines fonctions cellulaires (donc tissulaires, donc organiques, donc générales) ne pourront être opérationnelles et engendreront une disharmonie totale.

La cellule mal oxygénée ne peut plus synthétiser l'énergie nécessaire aux autres métabolismes (fabrication d'enzymes, d'hormones, d'anticorps…). Il y aura alors formation de substances acides qui s'ajouteront à celles déjà présentes. Leur origine peut être soit héréditaire, alimentaire, endogène (formation intestinale, radicaux libres…), soit due aux stress.

Pour pallier ces désagréments, il convient donc d'apporter suffisamment d'oxygène à nos cellules.

L'exercice physique est le seul moyen efficace pour réaliser cela. Mais exercice physique n'est pas synonyme d'essoufflement inutile. Il doit avant tout être une récréation, un plaisir, un moyen et un moment privilégiés nous permettant de renouer des liens intimes avec notre corps. S'oxygéner, c'est par exemple marcher dans la forêt, faire des balades à vélo, pratiquer le jardinage, etc.

Quelques heures consacrées à la respiration, fonction involontaire et inconsciente, suffisent pour éliminer les substances acides synthétisées en excès. Les rhumatisants réduiraient ainsi leur perte minérale et les douleurs articulaires.

*« Que chacun s'exerce dans l'art qu'il connaît. »*
*(« Quam quisque norit artem, in hac se exerceat. »)*
Cicéron

# X

# Thérapeutiques allopathiques

Plusieurs classes de médicaments sont actuellement sur le marché pharmaceutique pour combattre les rhumatismes, l'arthritisme et leurs conséquences physiques, puis psychologiques.

Dans le cas particulier d'arthrites infectieuses, l'antibiothérapie conseillée sera guidée par un antibiogramme après ponction articulaire. Dans tous les cas (infectieux, tuberculeux, articulaires aigus, inflammatoires…), plusieurs produits sont proposés.

## Les antalgiques

- *Les antalgiques centraux* qui agissent au niveau du système nerveux central (niveau médullaire et/ou supramédullaire) : les morphiniques.
- *Les antalgiques périphériques* qui agissent directement au niveau du siège de la douleur, à condition que celle-ci ne soit pas d'origine viscérale. On distingue trois types :
  - les antalgiques périphériques pratiquement purs, contenant de la glafénine (dont le Glifanan®),
  - les antalgiques périphériques associant une action antipyrétique et/ou anti-inflammatoire,
  - les antalgiques périphériques associant uniquement une action antipyrétique ; ils contiennent de l'amidopyrine ou du paracétamol (Doliprane®, Di-antalvic®, Efferalgan®, Optalidon®, Salgydal®).

## Les anti-inflammatoires

Les *AINS* (anti-inflammatoires non stéroïdiens) dont l'action n'est pas spécifique :

- les salicylés, qui agissent dans la première phase de l'inflammation : acide acétylsalicylique (Aspirine®), l'acétylsalicylate de lysine (Aspégic®),
- les pyrazolés (phénylbutazone), qui ont une action sur l'œdème et un effet antihistaminique et analgésique (Mégazone®),
- les indoliques, tels que l'indométacine (Indocid®),
- les antraniliques ou fénamates (Nifluril®),
- les propioniques (kétoprofène, pirprofène) (Profénid®, Rangasil®),
- le diclofénac (Voltarène®),
- le piroxicam (Feldène®).

L'action des AINS est triple: antalgique, antipyrétique (action sur l'hypothalamus) et inhibation de la synthèse de certaines prostaglandines. Leur action analgésique est toutefois moins puissante que celle des morphiniques, mais ils n'induisent pas de toxicomanie.

*Précautions*
Les AINS altèrent la muqueuse gastrique (érosion gastrique par diminution de la sécrétion du mucus protecteur), ont un effet anti-agrégation plaquettaire (aspirine) et potentialisent les effets de certains médicaments (vit. K, antidiabétiques oraux...).

## Les corticoïdes ou stéroïdes

Leur apparition thérapeutique ne remonte qu'à 1945. Bien qu'ils soient d'une efficacité indiscutable sur les phénomènes inflammatoires, leur utilisation doit être réservée à des cas spécifiques compte tenu de leurs effets secondaires.

Leur propriété majeure étant anti-inflammatoire, ils ne devront pas être prescrits en cas d'arthrose.

*Effets secondaires possibles*
- endocriniens: action sur les glandes surrénales par perturbation de l'axe hypophyso-surrénale par manque de sécrétion d'ACTH (hormone hypophysaire devant agir sur les surrénales), syndrome de Cushing iatrogène (hypersécrétion des surrénales due à l'administration de corticoïdes),
- métaboliques: rétention de sel, fuite de potassium,
- digestifs: ulcères gastroduodénaux,
- cutanés: pilosité augmentée, acné sur le dos,
- musculaires: faiblesse et atrophie musculaires,

- osseux : ostéoporose, tassements vertébraux, ostéonécrose, fractures pathologiques,
- neuropsychiques : surexcitation, insomnie, dépression.

Les effets anti-inflammatoires des corticoïdes proviennent de la synthèse nucléaire et de la libération de protéines spécifiques qui inhibent la synthèse des prostaglandines et des leucotriènes, qui sont des agents de l'inflammation.

Ces protéines inhibent également l'histamine[20] et les kinines[21], diminuent la vasodilatation et la perméabilité capillaire, réduisant l'exsudation plasmatique[22].

Les corticoïdes médicamenteux – qui sont surtout des glucocorticoïdes et dérivés – peuvent réduire très fortement ou supprimer inflammations, gonflements et exsudats inflammatoires sans pour autant guérir la maladie. Ils sont commercialisés sous divers noms, dont certains très connus (Betnesol®, Celestène®, Cortancyl®, Cortisone Roussel®, Hydrocortisone Roussel®, Solupred®...).

[20] Médiateur chimique intervenant dans le déclenchement des phénomènes allergiques (asthme, urticaire...). Son taux normal dans le sang est d'environ 40 à 60 µg /l.

[21] Polypeptides libérés dans le plasma sanguin à partir d'une alpha 2 globuline synthétisée dans le foie : le kininogène, sous l'action de la kallicréine (enzyme présente dans le pancréas, le plasma sanguin et l'urine).

[22] *Rhumatismes et arthrose,* Dr J.-P. Ehrhart – cf. bibliographie.

## Les divers à action plus lente

- Les *sels d'or,* introduits par Forestier en 1929, ont représenté pendant longtemps le seul traitement de fond de la polyarthrite rhumatoïde (Allochrysine Lumière®). Ils sont prescrits en intramusculaire.
- La *pénicillamine,* plus récente, est prescrite oralement sous forme de Trolovol®, mais nécessite les mêmes précautions d'emploi que les sels d'or.
- Les *antimalariques,* telle la Nivaquine®, ne sont entrés dans le traitement de la polyarthrite qu'en 1953.

Il faut bien comprendre que l'utilisation de ces produits médicamenteux – qui comportent des effets secondaires et nécessitent des précautions d'emploi – ne peut être qu'une « béquille » d'appoint momentanée, quelquefois indispensable et nécessaire, mais ne saurait être un traitement étiologique suffisant pour obtenir une guérison authentique et durable.

Cependant, dans certains cas – notamment dans les poussées aiguës – l'association de produits pharmaceutiques et de compléments alimentaires, phytothérapiques, aromathérapiques, gemmothérapiques (non antisymptomatiques)... est la solution qui me semble la plus intelligente à envisager.

Le but n'est-il pas – pour rhumatologues et/ou naturopathes – d'aider, de conseiller le mieux possible et dans l'intérêt exclusif du patient qui souffre, et non dans des intérêts professionnels ou personnels qui n'ont rien à voir avec la science et l'amour de notre prochain, but suprême de nos « professions-arts ».

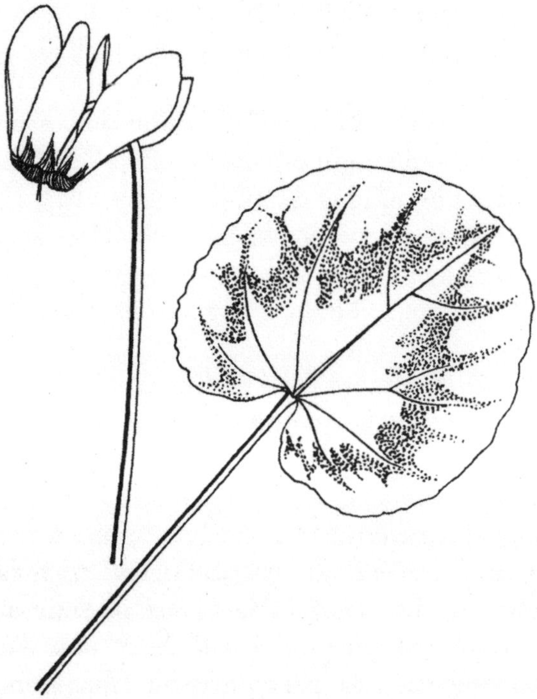

*« Il faut toujours revenir au naturel*
*pour s'assurer de la vérité. »*
L. Binet

# XI

# Les biothérapies naturopathiques

## La phytothérapie

Il existe actuellement sur le marché de nombreuses plantes antirhumatismales qui ont des propriétés anti-inflammatoires. Certaines sont très connues, faciles d'utilisation et reconnues comme inocuitives :

- L'harpagophytum[23], la reine-des-prés, le saule blanc, le bouleau, l'ortie, le chardon bénit, le millepertuis, le cassis…

[23] *Harpagophytum procumbens*, plus connu sous le nom de « griffe du diable », est une plante herbacée fréquente dans les déserts de Namibie. Certaines expériences démontrent que sa propriété essentielle est anti-inflammatoire et antidouleur. Sans effets secondaires, son efficacité est bien plus importante par la voie perlinguale. En effet, les composants

sont les principales plantes utilisées dans ces pathologies rhumatismales.

- L'aubier de tilleul est remarquable par son action sur la diurèse (élimination rénale).
- Certaines plantes ont une teneur supérieure en acide salicylique : airelle, bouleau, camomille, chèvrefeuille, fraise, framboise, frêne, millefeuille, saule blanc, souci... pour les plus connues.
- Deux plantes sont particulièrement intéressantes comme anti-inflammatoires phytothérapiques : l'ulmaire et la gaulthérie. Elles contiennent :
- le monotropitoside qui libère du salicylate de méthyle,
- la gaulthérine qui libère l'éther méthylique de l'acide salicylique,
- du salicylate de méthyle.

Pour l'utilisation des plantes dans leur état naturel, la posologie moyenne indicative est :

- *Infusion :* 1 à 3 pincées par tasse d'eau bouillante ; laisser infuser 3 à 15 mn et boire 2 à 6 tasses/jour,
- *Décoction :* idem, mais laisser bouillir de 1 à 20 mn selon les plantes.
- *Macération :* laisser tremper une nuit dans de l'eau tiède ou froide.

Certains laboratoires proposent toute une gamme de plantes en comprimés ou en poudre (unitaire ou en mélange) adaptées aux pathologies rhumatismales.

Les plantes peuvent être utilisées également sous forme de teinture. Une teinture est un élément liquide obtenu par

---

*(suite note [23])* actifs (harpagosides, harpagide, procumbide, aucubosides...) sont absorbés par la muqueuse très fine et très vascularisée de la cavité buccale, passant ainsi très vite et sans détérioration dans la circulation veineuse.

macération alcoolique de plantes fraîches ou sèches. On distingue :

- les *teintures végétales :* une partie de plantes (généralement sèches) pour 5 parties d'alcool à 45°,
- les *teintures mères :* une partie de plantes fraîches pour 10 parties d'alcool à 95°.

## La gemmothérapie

*La gemmothérapie est une technique utilisant des extraits embryonnaires de végétaux. On utilise les bourgeons fraîchement cueillis ou les radicelles (racines secondaires de petite taille), les jeunes pousses, les pétioles de feuilles... qui sont préparés par macération dans un milieu glycériné. Ces extraits sont présentés en 1re décimale (1D).*

Cette technique fait appel au capital énergétique du système réticulo-endothélial (SRE) = ensemble des tissus concernés par la réponse immunitaire et anti-infectieuse, comme par exemple la rate, les ganglions lymphatiques, l'intestin avec la flore intestinale et les plaques de Peyer, les amygdales, l'appendice...

*Posologie générale :* de 20 à 50 gouttes 2 à 3 fois par jour.

Les plantes citées au chapitre phytothérapie peuvent être utilisées sous forme de bourgeons ou de jeunes pousses. Elles nous font bénéficier de leur puissance, force et énergie.

Dans le cas d'arthrose ou d'arthrite, certains remèdes gemmothérapiques se sont révélés d'excellents adjuvants au traitement général naturopathique. Ainsi, selon C. Bergeret et M. Tétau (*La phytothérapie rénovée* – cf. bibliographie) :

## Arthrose

• *Arthrose du sujet jeune (40 à 60 ans)*
1re semaine : *Ribes nigrum* bourg. mac. glyc.[24] 1re décimale (1D) (cassis) – 50 gouttes 3 fois/jour.
2e semaine : *Pinus montana* bourg. mac. glyc. 1D (pin) – 50 gouttes 3 fois/jour.
3e semaine : *Vitis vinifera* bourg. mac. glyc. 1D (vigne) – 50 gouttes 3 fois/jour.
Ce protocole agira essentiellement sur la douleur et l'ankylose. On pourra adjoindre à cette trilogie : sève de bouleau 1 D, qui contient du salicylate de méthyle (que l'on trouve dans l'aspirine) à action antalgique, anti-inflammatoire et uricolytique (antiacide urique).

• *Arthrose du sujet âgé (+ de 60 ans)*
Pendant 10 jours : *Vaccinium vitis idaea* bourg. mac. glyc. 1D (airelle) – 50 gouttes 3 fois/jour.
Les 10 jours suivants : *Rubus fructicosus* bourg. mac. glyc. 1D (ronce) – 50 gouttes 3 fois/jour.
Les 10 jours suivants : *Sequoia gigantea* bourg. mac. glyc. 1D (séquoia) – 50 gouttes 3 fois/jour.
Traitement à suivre pendant 2 mois.

## Arthrite

*Ampelopsis weitchi* bourg. mac. glyc. 1D (vigne vierge) – 50 gouttes 3 fois/jour,
en alternance avec
*Ribes nigrum* bourg. mac. glyc. 1D – 50 gouttes 3 fois/jour.
Comme anti-inflammatoire, on conseille *Alnus glutinosa* bourg. mac. glyc. 1D (aulne).

[24] Bourgeons macération glycérinée.

Comme stimulant du cortex surrénalien, on peut utiliser *Quercus pedonculata* bourg. mac. glyc. 1D (chêne) et *Sequoia gigantea* (séquoia).

La gemmothérapie doit toujours être prescrite dans un grand verre d'eau, à prendre avant le repas, afin de ménager la muqueuse gastrique.

## L'aromathérapie

*Les huiles essentielles chémotypées (HECT) sont de merveilleux acteurs pour aider les rhumatisants, mais elles perdent leur acuité si elles sont utilisées sans discernement et sans les conseils judicieux et précieux d'un spécialiste en aromathérapie.*
*La voie d'absorption buccale ne doit être utilisée que sur les conseils express d'un spécialiste.*
*Les HE en onction sur la peau ne doivent jamais être appliquées sur les muqueuses fragiles comme les aisselles, le sexe et les yeux.*
*Les HE n'étant pas miscibles dans l'eau, on ne peut les utiliser dans le bain (sauf mélangées à une préparation spéciale).*

### Huiles essentielles à action anti-inflammatoire

- HECT d'eucalyptus citronné à citronnellal *(eucalyptus citriodora citronnellalifera)*, contenant des aldéhydes dont le citronnellal à 40 à 80 %.
  Appliquée en onction sur les endroits douloureux, elle procure de la chaleur et atténue les douleurs.
  Il est intéressant de faire précéder cette onction d'une friction énergique avec une serviette sèche. Cette pratique favorise la montée du sang à la périphérie cutanée et facilite la pénétration des principes actifs de la plante

au niveau sanguin (bien se laver les mains après utilisation de cette huile essentielle très odorante).

- HECT de gaultherie *(gaultheria procumbens)*, contient des esters dont le salycilate de méthyle à 99 %.
- HECT de bouleau jaune *(betula alleghaniensis)*, contient également près de 99 % d'esters.
- HECT de laurier noble *(laurus nobilis)*.
- HECT de citronnelle de Ceylan *(cymbopogon nardus)*, contient aldéhydes *(citronnellal)* et esters.
- HECT de genévrier commun des montagnes *(juniperus communis var. montana)*.
- HECT de géranium rosat *(pelargonium x asperum)*, huile essentielle à l'odeur très agréable et antalgique.
- HECT de lavande vraie *(lavandula angustifolia ssp. angustifolia)*, très connue et polyvalente (à avoir en permanence à la maison, elle fait partie de la trousse familiale).

Formules selon *L'aromathérapie exactement (op. cit.)*:

### Arthrose

*Voie cutanée (antalgique et antirhumatismale):*

- HE eucalyptus polybracté à cryptone 4 ml
- HE thym vulgaire à thujanol 2 ml
- HE sarriette des montagnes 2 ml
- HV de noisette q.s.p 30 ml

### Arthrite

*Voie cutanée (anti-inflammatoire):*

- HE eucalyptus citronnée 3 ml
- HE hélichryse italienne 2 ml
- HE achillée millefeuille 1 ml
- HV calophyllum inophyllum 4 ml
- teinture cedrelopsis grevei 3 ml
- excipient q.s.p 1 gélule de 60 ml

## L'oligothérapie

*Comme pour toute supplémentation, la prise régulière d'oligo-éléments, même naturels, est conditionnée au bilan de santé effectué par le médecin ou par le bilan de vitalité du naturopathe-praticien de santé. Quoi qu'il en soit, la prise d'oligo-éléments naturels sera conseillée par période, mais jamais de façon continue.*

Oligo vient du grec *oligos* = *petit*; élément signifie qu'il s'agit de *corps simples* (cuivre, manganèse, zinc, nickel…) ne pouvant être décomposés en d'autres corps. L'oligothérapie est donc l'utilisation de métaux ou substances à doses infimes, de l'ordre du millionième de gramme.

Tout comme les vitamines, plus connues, les oligo-éléments sont absolument indispensables au fonctionnement harmonieux de notre corps. Ce sont des régulateurs de processus vitaux : sans eux, aucune vie n'est possible.

Leur déficit partiel ou total nous entraîne vers la maladie ou engendre un état de « semi-bien-portants ». Ils exercent un rôle catalytique, soit incorporés aux enzymes, soit en association avec les enzymes comme activateurs ou coenzymes.

Les oligo-éléments interviennent également comme constituants ou activateurs de certaines hormones (le zinc pour la testostérone ; l'iode pour la sécrétion thyroïdienne) et dans la structure de vitamines (par exemple le cobalt dans la vitamine B12). *La thérapeutique par oligo-éléments est une médecine de correction de terrain.*

### Les diathèses

Dans une étude sur les rhumatismes et les terrains, on ne peut évidemment pas omettre de se référencer à la notion de diathèse, notion reprise actuellement par tous les naturopathes. Une diathèse représente une disposition morbide physiologique et psychique. Ce n'est pas la maladie et cette diathèse n'est pas statique.

C'est au Dr Jacques Ménétrier que revient, dès 1932, la véritable application médicale de ces recherches sur la catalyse biologique, lui permettant d'établir la corrélation entre la maladie et la carence. Pour lui, *les diathèses se situent entre l'état de santé et la maladie organique.* Ce sont donc bien des dispositions morbides. Non corrigées, elles engendreront à la longue des troubles lésionnels.

Notons que ces perturbations (symptômes) ne sont pas que physiologiques, mais également comportementaux. Ceci est logique quand on sait que le système nerveux est le premier récepteur de dérèglements métaboliques ou fonctionnels et, de par sa sensibilité, sa fonction d'informateur et de régulateur des différentes fonctions organiques.

Le Dr Ménétrier a déterminé quatre diathèses de base ou fondamentales, caractérisées chacune par un terrain qui oriente la susceptibilité spécifique à certaines catégories de maladies et certaines actions ou carences catalytiques :

- I • allergique ou hyperréactionnelle ou arthritique ou hypersthénique ou survitale,
- II • hyposthénique ou arthrotuberculineuse ou arthro-infectieuse,
- III • dystonique ou neuro-arthritique,
- IV • anergique.

Certains auteurs admettent une V[e] diathèse, le syndrome endocrinien ou diathèse de désadaptation.

Dans le cadre de cet ouvrage, je me contenterai de ne citer que les diathèses concernées par le sujet ainsi que les oligo-éléments correcteurs.

**Diathèse I ou allergique ou arthritique ou hypersthénique**
Elle se manifeste par une bonne réaction de défense, voire une réaction violente contre les agressions physiques (microbes, toxines...) ou psychologiques. C'est la diathèse de l'orthosympathicotonie ou de la sympathicotonie (accélérateur). Généralement, cette diathèse disparaît vers la cinquantaine pour laisser la place à la diathèse III (dystonique).

*Analyses des différents signes cliniques*
- Sur le plan physique : asthénie matinale, long à s'activer, mais la fatigue disparaît peu à peu à l'effort et au fur et à mesure de la journée, le sujet devient optimiste et infatigable. C'est l'homme du soir qui n'arrive pas à aller se coucher. Pour lui, c'est une perte de temps et il éprouve parfois des troubles de l'endormissement. Il ne supporte pas la sédentarité et a besoin d'activité.
- Sur le plan intellectuel : il est brillant, mais superficiel, a une concentration difficile et une mémoire insuffisante.
- Sur les plans affectif et émotionnel : c'est un optimiste, nerveux, irritable, voire même parfois agressif et timide.

*Risques d'évolution pathologique vers*
- arthrite chronique,
- lithiase vésiculaire et rénale,
- asthme chronique,
- maladies de peau (eczéma...),
- fibrome tumoral ou hémorragique,
- hypotension essentielle vers 50 ans,
- maladie de Basedow,

Son *oligo-élément majeur* est le manganèse (Mn), anti-allergique polyvalent, associé au :
- soufre (S) si dominante hépatique, désensibilisateur universel,
- iode (I) si dominante thyroïdienne.

**Diathèse III ou dystonique ou neuro-arthritique**

Ce terrain apparaît généralement vers 40-50 ans: sous prétexte que « *la vie s'écoule sans retour* », le sujet veut en profiter et vivre comme les jeunes de 20 ans. Mais à ce rythme-là, on abrège le temps qui reste à vivre: les tissus sont moins souples, les muscles moins toniques, les vaisseaux se durcissent... *C'est la diathèse du vieillissement.*

*Analyses des différents signes cliniques*

- Sur le plan physique: asthénie matinale, mais qui ne s'arrange pas dans la journée. La fatigabilité augmente avec les repas et entre 11 et 19 heures Elle est surtout marquée au niveau des membres inférieurs.
- Sur le plan intellectuel: diminution des capacités intellectuelles ainsi que trous de mémoire.
- Sur les plans affectif et émotionnel: angoisse, anxiété avec exagération des soucis et des conflits, impatience, hyperémotivité et hypersensibilité, avec peurs spasmodiques irraisonnées.

*Risques d'évolution pathologique vers*

– troubles cardio-vasculaires,
– ulcères gastro-duodénaux,
– arthrose déformante, douloureuse et évolutive,
– urémie,
– cancérose.

Son *oligo-élément majeur* est le manganèse-cobalt (Mn-Co) associé au:

– soufre (S) si signes arthro-digestifs dominants,
– iode (I) si signes circulatoires,
– magnésium (Mg) systématiquement.

En fonction des explications précédentes à propos de la genèse des acides endogènes, voici quelques oligo-éléments unitaires ou en complexes qui apporteront le maximum de rééquilibration (liste non exhaustive) :

- Le *soufre*: son apport est nécessaire pour prévenir la dégradation du cartilage et permettre sa régénération.
- Le *cuivre* : il joue un rôle dans l'action des enzymes antiradicaux libres (SOD)[25], est anti-inflammatoire et anti-infectieux. L'augmentation de la cuprémie est un réflexe de l'état inflammatoire. Le cuivre potentialise certaines molécules anti-inflammatoires, dont les salycilés.
- Le *manganèse*: il est présent dans l'enzyme cellulaire, qui protège les membranes contre les radicaux libres : la superoxyde dismutase. Le manganèse intervient dans le métabolisme lipidique et glucidique…
- Le *sélénium*: métalloïde, également antioxydant, nécessaire à l'activation de la vitamine E et à la sécrétion des lipases pancréatiques. C'est aussi le cofacteur du glutathion (GPx)[26] et un anti-inflammatoire articulaire. À forte dose (> 500 µg), le sélénium est toxique et engendre nausées et étourdissements.
- Le *zinc*: anti-inflammatoire, il lutte contre les radicaux libres (cofacteur de la SOD). La carence en zinc peut être due à de nombreux facteurs, tels que l'alcool, le stress, la

[25] Enzyme cellulaire découverte en 1969, capable de piéger et neutraliser les radicaux libres. Son action est soutenue par le sélénium, la vitamine E et le glutathion.

[26] Enzyme tripeptide composée de cystéine, d'acide glutamique et de glycine, jouant dans l'organisme un rôle essentiel comme transporteur d'hydrogène. Le GPx est également un « antiradicaux libres » contenant du sélénium.
L'Institut Américain du Cancer estime que la consommation de 200 µg de sélénium/jour permettrait de diminuer de 70 % le risque de cancer (le lait maternel contient six fois plus de sélénium et deux fois plus de vitamine E que le lait de vache).

pilule anticonceptionnelle, l'excès de calcium et de cuivre, une carence en phosphore, une transpiration excessive.
De plus, le zinc est le cofacteur de plus de 200 enzymes et joue également un rôle très important dans l'immunité et la régulation hormonale.
Certaines stérilités masculines sont causées par un manque de zinc : le sperme en contient beaucoup (attention donc aux excès amoureux qui réchauffent le cœur et les articulations, mais qui appauvrissent en zinc !).

Ces oligo-éléments sont conseillés en complexe :
- pour l'arthrite : manganèse (Mn) – cuivre (Cu),
- pour l'arthrose : manganèse (Mn) – cobalt (Co),
- pour l'arthrose : cuivre (Cu) – or (Au) – argent (Ag).

N'oublions pas que le calcium, le magnésium et le potassium permettent la synthèse par les corticosurrénales de la cortisone naturelle.

Les oligo-éléments sont commercialisés en unitaires ou en complexes par de nombreux laboratoires. À noter l'extraordinaire richesse en oligo-éléments du *sérum de Quinton*, composé d'eau de mer prélevée au large d'Arcachon et ramenée à 9 g/l de chlorure de sodium. Sa composition est proche de celle du plasma sanguin.

# La vitaminothérapie

*Comme pour toute supplémentation, la prise de vitamines est conditionnée par un bilan de santé ou de vitalité d'un médecin ou praticien de santé. La prise de vitamines naturelles sera conseillée par période, mais jamais de façon continue.*

## Les vitamines antioxydantes

- ***Vitamine C***

  Certainement la plus connue des vitamines, elle est indispensable à la santé du système immunitaire, aide à la cicatrisation et lutte contre les excès de radicaux libres, sources des pathologies dégénératives dites de civilisation.

  C'est un nutriment indispensable, essentiel à la synthèse du collagène, donc à la réparation tissulaire de la structure et de la solidité de l'os.

  Bien entendu, cette vitamine possède de nombreuses autres indications. Cependant, elle est très fragile et détruite par le tabac, l'alcool, la pilule, l'aspirine…

- ***Les bioflavanoïdes***

  Ces éléments sont les cofacteurs de la vitamine C et lui sont liés dans les aliments, tels que le citron et l'orange… On les appelle aussi vitamine P, parce qu'ils ont été isolés dans le paprika, d'où son nom de facteur vitaminique P.

  Les bioflavanoïdes agissent en synergie avec la vitamine C dont ils potentialisent les effets. Elles sont toutes d'origine végétale et les plantes, telles que le sephora japonica, le pin maritime, le marron d'Inde, l'hamamélis, la myrtille et les pépins de raisins en sont particulièrement riches.

*Les propriétés des bioflavanoïdes sont diverses :*
antiradicalaires par chélation du fer, protègent l'adrénaline, contre l'auto-oxydation, circulatoire (par augmentation de la résistance de l'épithélium vasculaire et diminution de la perméabilité capillaire), antibactérien, hypocholestérolémiant, stimulant biliaire, etc.
Les bioflavanoïdes les plus connues sont la rutine, la quercétine, l'hespéridine, l'esculine... que l'on trouve notamment dans la peau des agrumes, cerises, abricots, baies de cassis, etc.

*Les flavanoïdes naturels :*
- sont capables de chélater les ions Cu2 +, épargnant la vitamine C d'une oxydation qui la détruirait,
- renforcent l'absorption de la vitamine C au niveau intestinal,
- augmentent la teneur en vitamine C de différents organes,
- à long terme, réduisent considérablement les risques de cataracte, selon une étude parue dans l'*American Journal of Clinical Nutrtion*, en mars 2002.

De nombreux laboratoires biologiques disposent d'une gamme importante de vitamine C, seule ou associée à d'autres éléments, notamment les bioflavanoïdes.

• ***Vitamine E ou alpha tocophérol***
Ses propriétés majeures sont antioxydantes ; elle renforce et protège le système cardiovasculaire ; c'est la vitamine de la fécondité.
Vitamine liposoluble favorisant l'absorption des graisses au niveau intestinal, la vitamine E cellulaire est localisée dans les membranes des mitochondries et du réticulum

endoplasmique pour y jouer le rôle de défense contre les péroxydations des phospholipides membranaires (y compris au niveau articulaire).

Le terme de vitamine E s'applique en fait à un groupe de substances appelées *tocotriénols* et *tocophérols* (divisés en alpha, bêta et gamma). Le di-alpha-tocophérol est le composé qui constitue la plupart des supplémentations commercialisées.

La vitamine E est un puissant antioxydant et antiradicalaire. Elle participe à la formation et à la protection des hématies. Elle favorise l'utilisation de la vitamine F (qu'elle protège de l'oxydation) et la protection d'autres produits, tels que la vitamine A, les enzymes et les hormones. À ces multiples titres, elle doit être conseillée et utilisée en supplémentation dans le cas de pathologies articulaires.

*Sources naturelles:* huiles végétales vierges, de 1re pression à froid et biologiques, particulièrement l'huile de germe de blé[27], les germes de céréales, les choux, les légumes verts, les céréales complètes.

• ***La vitamine F (acides gras essentiels)***

Il est conseillé d'éviter les aliments que l'on peut qualifier de pro-inflammatoires et procoagulants (aliments dénaturés, chimiques, dévitalisés...) qui favorisent la synthèse des prostaglandines PGE2 et des leucotriènes LTA4.

À l'inverse, les huiles vierges de 1re pression à froid et biologique, ainsi que les huiles de poissons des mers froides, contiennent des éléments tels que la vitamine F

[27] En plus de sa richesse en acides gras essentiels polyinsaturés (oléique 15 %, linoléique 53 %, linolénique 8 %), cette huile contient également 8 acides aminés essentiels ainsi qu'un grand nombre de vitamines (A, D, E, K).

(acides gras essentiels et polyinsaturés) et des acides gras particuliers appelés Oméga 2 et 3. Ces derniers favorisent la synthèse des prostaglandines PGE1, qui sont anti-inflammatoires.

En prévention ou en curatif, il est conseillé de consommer les huiles végétales vierges pour l'assaisonnement des crudités : olive, carthame, noix, tournesol…, ainsi que la chair de poissons des mers froides (EPA et DHA) et les huiles de bourrache et d'onagre.

*Les acides gras Oméga 3*

Ce sont des acides gras polyinsaturés (AGPI) contenus dans les huiles de poissons des mers froides. La découverte de leurs effets bénéfiques remonte au début des années 1980, où l'on a constaté que les Esquimaux, grands consommateurs de ces poissons, ne présentaient pratiquement pas d'incidents cardiovasculaires[28].

*Principales propriétés des EPA et DHA*[29]

- réduction du taux de cholestérol total,
- augmentation de la fraction du cholestérol HDL (bon cholestérol),
- réduction du taux de triglycérides (rôle athérogène),
- diminution de la viscosité sanguine (allongement du temps de saignement, anti-agrégation plaquettaire et action sur les médiateurs de la coagulation, tel le thromboxane A2),
- réduction de la réactivité vasculaire à divers stimuli hormonaux (telle la noradrénaline), entraînant une régulation de la tension artérielle,
- propriétés anti-inflammatoires,
- ralentissement de la croissance tumorale, etc.

[28] Voir *Le cholestérol… exactement !,* du même auteur.

[29] EPA = acide eicosapentanoïque, DHA =acide docosahexaénoïque.

### Les autres vitamines utiles dans ces pathologies

- *Vitamine D:* participe à la formation et à la consolidation des os et des dents, à l'assimilation de la vitamine A.

- *Vitamine B6 ou G ou pyridoxine:* régularise le métabolisme des acides aminés; elle est anti-acrodynique et neurotrope. C'est la vitamine des carnivores car plus on mange de viande (protéines), plus l'organisme en a besoin.
  La vitamine B6 permet de réduire le taux d'acide oxalique urinaire, diminuant ainsi les risques de lithiase rénale par oxalates. Certains auteurs soulignent son efficacité dans le syndrome du canal carpien.

- *Acide para-aminobenzoïque (PABA):* vitamine du groupe B, antioxydante, stimule l'acide folique (vitamine B9) dans les intestins, favorise l'assimilation de l'acide pantothénique. Associé au manganèse, il stimule également l'hypophyse.
  Le PABA semble être efficace pour aider certaines affections inflammatoires, telle l'arthrite. Il neutralise l'action des sulfamides.

Il existe bien entendu d'autres vitamines indispensables dans les pathologies rhumatismales, mais une carence en l'une ou l'autre de ces vitamines est source de synthèse de substances acides. Cet ouvrage n'ayant pas la vocation de décrire toutes les vitamines, j'invite le lecteur à se procurer un ou des livres plus spécialisés sur le sujet.

### En résumé

- L'huile d'onagre, de bourrache ainsi que les huiles de poissons des mers froides contiennent de la vitamine B3, qui favorise la production de prostaglandines (PGE1) à action anti-inflammatoire.
- Solgar commercialise un produit appelé DLPA, qui est *« un acide aminé formé à part égale de L-Phénylalanine et de D-Phénylalanine. Antidouleur naturel par augmentation de l'activité des endorphines (substance antidouleur naturelle morphine-like), en augmentant leur durée de vie par inhibition des enzymes responsables de leur destruction »*.
  *Précautions :* ne pas l'utiliser en cas d'hypertension artérielle, phénylcétonurie, grossesse, cancer... et de prise d'antidépresseur.
- Calcium, magnésium, vitamines K, P, B5, permettent aux corticosurrénales de synthétiser la cortisone naturelle.

## Les sels biochimiques du Dr Schuessler

Le Dr Schuessler écrit : « *Les tissus sont malades parce que les cellules qui les constituent ne contiennent plus dans les proportions requises les substances minérales qui entrent dans leur composition.* »

Pour lui, la maladie s'accompagne toujours d'une déficience de l'organisme en certains minéraux. On peut donc espérer qu'en les lui restituant, on pourra, par un « *apport progressif et à faibles doses, permettre aux cellules de refaire leur substance et ainsi retrouver à nouveau leur vitalité* ».

Au point de vue chimique, la cellule est composée de deux sortes de substances :

*Les substances organiques*

- protéines composées de carbone, d'oxygène, d'hydrogène et d'azote (CHON),
- glucoses et lipides composés de carbone, d'oxygène et d'hydrogène (CHO).

*Les substances inorganiques minérales*

- On les retrouve dans les cendres après calcination, à savoir : chlorure de sodium, chlorure de potassium, fluorure de calcium, silice, fer, chaux, magnésie, sodium, puis du potassium combiné à de l'acide phosphorique, carbonique ou sulfurique.

## Les remèdes de Schuessler conseillés dans les pathologies rhumatismales[30]

### Arthrite

- *magnesia phosph.* : manifestations douloureuses
- *silicea* : déformations osseuses
- *ferrum phosph.* : poussées aiguës avec température

### Arthrose

- *calcarea fluro, natrum phosph. et silicea* sont les remèdes les plus indiqués

### Goutte

- *ferrum phosph.* : au début avec signes inflammatoires
- *kali mur.* : douleurs avec enflure
- *natrum sulf.* : accès aigus, urines rouges
- *magnesia phosph.* : douleurs violentes, spasmodiques

[30] H.-M. Lernout, M. Tétau, *Comment soigner par les sels de Schuessler et par les minéraux dilués et dynamisés,* Éd. Maloine, 1978.

**Rhumatisme chronique**

- *ferrum phos.* : rhumatisme de l'épaule et des pieds
- *kali phosph.* : douleurs intermittentes, contractures
- *natrum mur.* : lumbago chronique
- *natrum sulf.* : douleurs dos et nuque

## L'enzymothérapie systémique

*C'est un sujet tellement vaste et plein d'avenir qu'il faudrait y consacrer un livre entier. Quoi qu'il en soit, voici quelques réflexions qui pourront inciter le lecteur à d'autres recherches et expérimentations.*

Enzyme est un mot d'origine grecque : *en = dans, zyme = levure, levain.*

Il y a encore quelques années, on entendait une publicité sur une lessive vanter les bienfaits des enzymes gloutons. Maintenant, nous le savons tous : sans les enzymes dans notre organisme, rien ne se passerait. Les enzymes sont des protéines biocatalytiques qui permettent certaines réactions biochimiques. *Elles ont pour rôle d'accélérer ces réactions qui, en leur absence, se dérouleraient extrêmement lentement, voire trop lentement pour que la vie puisse se maintenir.*

Nous connaissons tous les enzymes digestives qui nous permettent de digérer tel ou tel aliment. Ainsi, à différents étages de notre tube digestif se trouvent des protéases, des lipases et des sucrases (terme non scientifique, mais clair néanmoins pour regrouper toutes les enzymes de digestion des sucres au sens biochimique du terme). Mais nous possédons également différentes enzymes qui empruntent la voie sanguine pour faciliter telle ou telle réaction cellulaire.

Les enzymes sont stockées dans le lysosome de chaque cellule. Actuellement, les plus récentes découvertes estiment leur nombre dans le corps humain à plus de 2700.

En fonction des réactions biochimiques qu'elles catalysent, on en distingue six classes: les réductases, les transférases, les hydrolases, les synthétases, les isomérases et les ligases.

La production et l'activité des enzymes sont déterminées par des informations génétiques. On comprend donc qu'une anomalie génétique puisse perturber gravement cette activité, avec les conséquences logiques sur toute l'économie organique. Et on comprend également qu'une bonne activité enzymatique soit garant du bon déroulement des processus vitaux.

Néanmoins, dans le cas d'une alimentation carencée (trop cuite, par exemple) ainsi qu'en présence de pathologies répétitives, les réserves enzymatiques deviennent insuffisantes parce que trop sollicitées. Il conviendra alors d'utiliser des enzymes complémentaires à titre d'aide thérapeutique.

L'enzymothérapie est une méthode totalement naturelle qui a une tradition fort ancienne, puisque les Incas utilisaient des feuilles de papaye pour traiter œdèmes et inflammations.

L'éventail des indications de l'enzymothérapie est très vaste: de la simple insuffisance digestive au traumatisme sportif, aux maladies tumorales et auto-immunes, aux pathologies vasculaires, ainsi qu'à certaines pathologies articulaires.

*Pourquoi systémique?*

Le traitement enzymatique systémique désigne l'absorption d'enzymes par voie orale, sous forme de comprimés. Ces derniers se dissolvent dans l'intestin grêle et les enzymes peuvent, via la veine porte, parvenir dans la circulation sanguine et exercer alors leurs différents effets thérapeutiques systémiques, c'est-à-dire dans le corps entier.

*« Dans notre corps, il n'existe pratiquement aucun système régulateur qui se passe d'enzymes. Sont régulées par les enzymes la coagulation sanguine et la fibrinolyse, l'inflammation et l'activation des réactions immunologiques, la phagocytose, la cicatrisation des plaies et la régénération tissulaire, ainsi que les défenses naturelles spécifiques et non spécifiques. Les enzymes ont, dans ce cas, la fonction de biocatalyseurs.*

*Il se conçoit alors aisément qu'un apport extérieur d'enzymes renforce le corps humain affaibli ou accablé dans sa lutte contre les maladies. En effet, on a identifié dans l'organisme humain les structures et les différents modes d'action d'environ 2 700 enzymes. »*

Les enzymes ne circulent pas de façon libre dans les liquides humoraux, mais elles sont liées à des éléments porteurs, telle l'antiprotéinase alpha 2 macroglobuline, qui les protège ainsi des interactions avec d'autres substances et neutralise de possibles propriétés allergènes.

Certaines enzymes sont en synergie dans des complexes commercialisés en magasins bio.

## La lithothérapie déchélatrice

*« La lithothérapie déchélatrice use de minéraux et de roches dilués et dynamisés… C'est une de nos biothérapies agissant sur le terrain du malade et visant à normaliser des circuits métaboliques perturbés par blocage au niveau enzymatique.*[31] »

Nous connaissons tous l'importance des enzymes sur l'économie de notre organisme. À titre de rappel, il suffit de se souvenir simplement du cycle de Krebs qui nécessite la présence indispensable d'enzymes spécifiques.

[31] Max Tétau, *Matière médicale homéopathique clinique et associations biothérapiques*, cf. bibliographie.

Nous avons vu également qu'un grand nombre de pathologies ont pour genèse un déficit actif enzymatique bloquant tous les processus vitaux, y compris le système immunitaire, garant de notre défense vis-à-vis d'hôtes étrangers. Pourquoi donc ce déficit?

Ce déficit d'action peut être dû à:

- une carence totale d'enzymes indispensables (phénylcétonurie), généralement d'origine génétique,
- une inaction des enzymes néanmoins présentes, par blocage en certains éléments, indispensables à l'activité enzymatique.

En effet, dans beaucoup de troubles pathologiques, les dosages biologiques en tel ou tel élément, comme le calcium ou le magnésium, sont tout à fait satisfaisants... Et pourtant, les troubles ressentis par le malade dénotent bien une carence en ces minéraux, carence qui, biologiquement, n'existe pas.

Comment est-ce possible? Simplement par blocage de ces éléments: ils sont chélatés, prisonniers, séquestrés. La chélation peut avoir différentes origines, telles que l'emploi intempestif d'engrais chimiques dans la terre, l'utilisation d'antibiotiques et autres médicaments pas toujours aussi indispensables et vitaux, l'abus de tranquillisants, etc.

Le but est donc de chercher à libérer ces éléments afin qu'ils puissent activer à leur tour les enzymes. Et voici l'action de la lithothérapie déchélatrice, basée sur des minéraux et des roches dilués et dynamisés.

On prescrit la lithothérapie en ampoules perlinguales à la 8e décimale hahnemanienne (D8), en cure de 2 à 3 mois.

Selon Lernout/Tétau dans *Comment soigner par les sels de Schuessler et par les minéraux dilués et dynamisés (op.cit.):*

- *Feldspath quadratique D8:* base de la reconstitution de la trame osseuse protéique.

- *Chalcopyrite aurifère D8:* apport d'éléments cupriques et auriques indispensables à la lutte anti-inflammatoire.
- *Azurite D8:* minerai très riche en cuivre qui s'associe efficacement pour combattre le processus inflammatoire, tant au niveau synovial que ligamentaire.
- *Argent natif D8:* action antalgique.

Pour les pathologies articulaires, il sera conseillé :

**Arthrites inflammatoires**

- 1er jour : 1 ampoule *Feldspath quadratique D8*
- 2e jour : 1 ampoule *Chalcopyrite aurifère D8* (anti-inflammatoire)
- 3e jour : 1 ampoule *Azurite D8* (anti-inflammatoire) + 1 ampoule *Argent natif D8* (antalgique)

**Arthrose**

*Arthrose généralisée*

- un jour : 1 ampoule *Feldspath quadratique* D8
- l'autre jour : 1 ampoule *Calcaire de Versailles* D8

*Arthrose cervicale*

- un jour : 1 ampoule *Feldspath quadratique* D8
- l'autre jour : 1 ampoule *Obsidienne* D8

*Arthrose lombaire*

- un jour : 1 ampoule *Feldspath quadratique* D8
- l'autre jour : 1 ampoule *Apatite* D8

*Coxarthrose*

- un jour : 1 ampoule *Feldspath quadratique* D8
- l'autre jour : 1 ampoule *Orpiment* D8

## L'organothérapie

*« L'organothérapie diluée et dynamisée est une méthode thérapeutique qui soigne un organe malade par l'administration de son homologue sain, dilué et dynamisé. L'organe sain dilué et dynamisé agit sur son homologue humain pour en redresser le fonctionnement perturbé. »* (Max Tétau, *Nouvelles cliniques d'organothérapies diluées et dynamisées, op. cit.*)

L'organothérapie est une branche de l'opothérapie (emploi thérapeutique de tissus, de glandes ou d'organes). L'opothérapie remplace un organe déficient ou malade et son action cesse dès qu'on interrompt le traitement ; c'est donc une substitution. Elle tend même à affaiblir une glande dont on « fait le travail » artificiellement.

L'organothérapie est une stimulation, une restauration ou une équilibration du fonctionnement de l'organe malade pour l'aider à reprendre ses fonctions normales. Les dilutions homéopathiques d'un organe sain stimulent le fonctionnement de l'organe malade et l'aident à reprendre ses fonctions initiales. De plus, si la dégénérescence n'est pas irréversible, l'organothérapie peut amener la restitution quasi intégrale de l'organe.

Contrairement à l'opothérapie qui, par abus, peut être dangereuse, l'organothérapie ne peut en aucun cas provoquer des aggravations puisqu'il n'y a que stimulation, ralentissement ou restauration de l'organe déficient ou malade.

Les souches d'organothérapie sont prélevées par des vétérinaires spécialisés sur des animaux sains et exempts de toute maladie ou atteinte parasitaire. Après abattage de l'animal et saignée à blanc, les organes sont prélevés à l'aide d'instruments stériles dans des conditions rigoureuses d'hygiène et de propreté. Ils sont ensuite très rapidement congelés à

-20 °C, puis lyophilisés à -40 °C dans des conditions strictement définies.

*Règles de posologie de l'organothérapie*

- les basses dilutions d'organes sont excitatrices (4 et 5 CH),
- les moyennes dilutions sont régulatrices (7 CH),
- les hautes dilutions sont freinatrices (9 CH et +).

**Arthrose**

- *Cartilago 4 CH:* freine la destruction cartilagineuse et augmente sa régénération,
- *Meduloss 4 CH:* régularise le métabolisme osseux et l'équilibre ostéoblaste et ostéoclaste.

*Exemple de posologie:* en alternance 1 suppositoire ou 1 ampoule en perlinguale (cure de 3 à 6 mois, à renouveler après un repos de 1 à 2 mois). Le traitement de l'arthrose par l'organothérapie doit être poursuivi suffisamment longtemps pour obtenir les résultats escomptés.
En fonction de la localisation, on peut appliquer l'organothérapie d'une manière plus spécifique.

**Arthrose cervicale**

- *Disque cervical 4 CH*
- *Nerf occipital d'Arnold 4 CH*

1 ampoule en alternance matin et soir
+ *Artère vertébrale 4 CH:* 1 suppositoire 3 fois/semaine

**Gonarthrose**

- *Cartilage du genou 4 CH*
- *Meduloss 4 CH*

1 ampoule de chaque en perlingual matin et soir

**Lombarthrose**

- *Disque lombaire 4 CH:* 1 ampoule le matin
- *Plexus lombo sacré 4 CH:* 1 ampoule le soir (action antalgique)
  (si lumbago aigu, 4 ampoules par jour de *Plexus lombo sacré* 4 CH)

**Sciatique aiguë**

- *Nerf sciatique 4 CH:* 3 à 4 ampoules par jour (action antalgique)

**Coxarthrose**

Un jour

- *Cartilage coxo-fémoral 4 CH:* 1 ampoule le matin
- *Artère fémorale 4 CH:* 1 suppositoire le soir

Le lendemain

- *Meduloss 4 CH:* 1 ampoule le matin
- *Nerf sciatique 4 CH ou nerf crural 4 CH:* 1 suppositoire le soir

**Polyarthrite rhumatoïde**

Dans ce genre de rhumatisme inflammatoire à vitesse de sédimentation élevée, on proposera :

- *Cartilago 4 CH:* 1 ampoule le matin
- *Synoviale 4 CH:* 1 ampoule à midi
- *Tendon 4 CH:* 1 ampoule au dîner
- *Surrénale 4 CH:* 1 ampoule au coucher

## L'homéopathie

*L'homéopathie est une technique à part entière, très efficace, mais qui nécessite un approfondissement du terrain du sujet, c'est-à-dire une anamnèse homéopathique effectuée par un médecin-homéopathe.*

*Cependant, il faut bien préciser que mal utilisés, les remèdes homéopathiques sont inefficaces.*

Différents laboratoires très connus proposent des produits adaptés, faciles d'utilisation, qui présentent une totale innocuité, n'entraînant ni dépendance ni effets secondaires.

À titre indicatif uniquement et sans jugement de valeur, quelques exemples :

*Lehning* (parmi les plus utilisés en cabinet)

- Urarthone, Ranunculus Cx. n° 79, Rhus Toxicodendron Cx. n° 80, Ledum Cx. n° 81, Berberis Cx. n° 83, Arthroflorine, Complexe Lehning n° 1

*LHSO*

- Poconéol n° 8 : remède antirhumatismal
- Poconéol n° 13 : remède de l'inflammation osseuse
- Pococrem n° 8 : remède des douleurs articulaires

*Laboratoire Dissolvurol*

- Dissolvurol : silice colloïdale

*Boripharm*

- N° 23, n° 24, n° 26

*Boiron*

- Bryonia opodeldoch, Arthro-drainol, Homéogène n° 41, rudistrol (pommade)

Cette liste n'est pas exhaustive, mais uniquement indicative et ne saurait en aucune manière remplacer une visite et une ordonnance homéopathique.

## Autres compléments alimentaires

*(liste non exhaustive et sans jugement de valeur)*

### Gingembre

Cette plante est utilisée depuis des millénaires par les praticiens de l'ayurvédisme, médecine traditionnelle de l'Inde. Certaines expériences menées par le Dr Krishna C. Srivastava (Université d'Odense au Danemark) montrent qu'à petites doses quotidiennes, le gingembre atténue les douleurs, désenfle et augmente la mobilité de patients atteints d'arthrite. Il aurait des propriétés anti-inflammatoires et serait plus efficace encore que la plupart des anti-inflammatoires non stéroïdiens (AINS) habituellement prescrits.

Le gingembre agirait selon deux mécanismes :

- en bloquant l'élaboration des substances inflammatoires (prostaglandines, leucotriènes),
- par ses vertus antioxydantes.

D'autres épices, telles que le *curcuma* et le *clou de girofle*, auraient des propriétés similaires.

### Glucosamine – Chondroïtine®

Association de deux produits protecteurs du cartilage élaborée par Solgar. Ces deux éléments agissent en synergie ; ils sont associés à la vitamine C et au manganèse.

Le glucosamine sulfate est un sucre aminé dont le rôle intervient dans l'entretien et la protection du cartilage et des articulations en général. De plus, cet élément contient du soufre.

Le chondroïtine sulfate est un mucopolysaccharide, principal constituant du cartilage, des tendons et des os.

### Tricatione® (silice organosoluble)

Déjà en 1878, Pasteur disait: « *L'action thérapeutique de la silice est destinée à jouer un rôle important.* » L'avenir lui a donné raison. En effet, la silice est considérée – après l'oxygène – comme l'élément le plus important sur terre. Elle est indispensable au corps humain (20 à 30 mg par jour pour l'adulte) au niveau de son squelette, donc à la minéralisation des os, mais également contre la formation des plaques athéromateuses de l'aorte. D'autres propriétés ont été constatées, dont certaines sur les rhumatismes.

Tricatione est un atomisat d'extrait aqueux de prêle de printemps *(Equisetum arvense)*. La méthode utilisée pour la produire à partir de la prêle est celle du Pr Kervran, qui permet d'obtenir une silice biodisponible et assimilable (pour plus de renseignements, voir www.labo-lestum.fr).

### Harpagolig®

Ce produit est intéressant de par sa composition: harpagophytum, riche en harpagoside (anti-inflammatoire) + cuivre, zinc, soufre et sélénium.

### Bambolig®

Extrait de lithothame, bambou, calcium, huile de poisson, luzerne, zinc.

**Ananas – Papaye®**
Les propriétés anti-inflammatoires de la broméline contenue dans l'ananas sont augmentées par la présence de la papaïne.

**Harpagophytum®/Saule blanc**
(voir propriétés au chapitre phytothérapie).

**Harpagogreen Gel®**
Produit à appliquer directement sur l'articulation.

*(Ces 5 derniers produits sont élaborés par le Laboratoire Phyto-Énergétique de Vichy).*

**Baume de St-Barnabé®**
Mélange à 50 % d'huiles essentielles pures, réputées pour leurs actions antalgique et anti-inflammatoire, avec de l'huile de millepertuis et des plantes bien connues, telles que l'harpagophytum, le saule blanc, la reine-des-prés…

Produit à appliquer lors des crises articulaires ou musculaires douloureuses.

**Harpagophyto®**
Mélange d'harpagophytum, de chrysantellum americanum et de panax ginseng.

**Rhumatium®**
Composé d'extraits naturels d'harpagophytum, saule blanc, reine-des-prés et de chrysantellum americanum. Ces plantes possèdent des actions anti-inflammatoires et antalgiques.

**Arthrosum®**
Mélange d'orotates de calcium, magnésium, cuivre, potassium et soufre.

*(Ces 4 derniers produits sont élaborés par le Laboratoire Sofibio).*

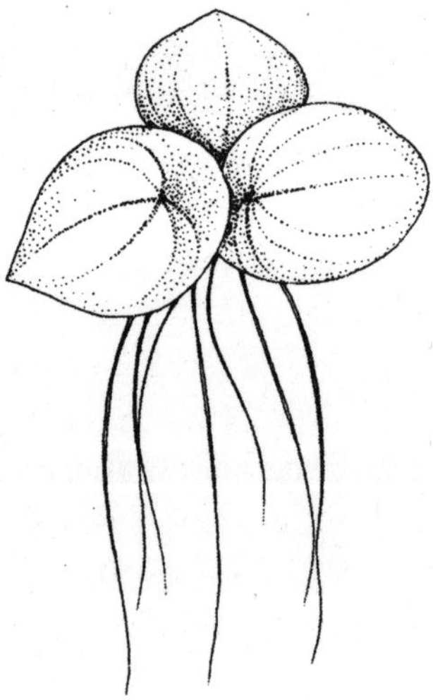

*« Je ne veux ni ne rejette rien absolument,*
*mais je consulte toujours les circonstances. »*
Confucius (551-479 av. J.-C.)

# XII

# Action et soins locaux

Nous le savons tous, la santé ne s'achète pas ; elle se mérite ! Et pour la mériter, il faut utiliser tous les facteurs de santé que nous donne la nature. Toutefois, mal utilisés, ces mêmes facteurs peuvent engendrer la maladie.

On semble redécouvrir actuellement l'influence du psychisme sur le corps physique – c'est peut-être le chagrin de la mort de son mari qui serait à l'origine du cancer du sein, par chute de son système de défense, tente-t-on d'expliquer à cette femme –, que la maladie, en l'occurence le cancer, trouverait ses racines primaires dans l'incapacité à résoudre ses stress ou à les formuler et les exposer. Ce serait donc l'impossibilité de réaction qui engendrerait cancer ou autres pathologies du même gabarit.

Les théories du Dr Hamer sont très séduisantes pour le naturopathe que je suis, et ses explications cadrent parfaitement avec mes conceptions philosophiques et spirituelles.

Les facteurs naturels de santé utilisés depuis toujours sont très connus pour certains, à savoir : *l'alimentation, l'exercice, les plantes, l'air, l'eau, le soleil et ses couleurs, le repos (relaxation), l'hygiène et la pensée positive, les mains et la réflexologie.*

## Réflexologie

Il est intéressant de noter le rapprochement entre la réflexologie et l'acupuncture dans leur démarche et objectif : rétablir l'équilibre de l'énergie vitale du corps.

Cependant, il convient de préciser que la réflexologie n'est en aucune manière une méthode de diagnostic ; elle ne remplacera jamais le diagnostic et la consultation médicale effectués uniquement par le médecin.

Mais sans aller plus loin, nous faisons tous de la réflexologie -- comme Monsieur Jourdan de Molière faisait de la prose – sans le savoir :

- quand on place un objet froid dans le dos de quelqu'un qui saigne du nez (épistaxis), c'est de la réflexologie,
- même principe quand on tapote le dos du bébé pour qu'il fasse son rot,
- par le frottement des sourcils quand on somnole.

*L'infiniment petit et l'infiniment grand sont des univers comparables !* En effet, dans certaines zones du corps, on retrouve le reflet du corps en totalité. Les principales zones réflexes se trouvent sur la plante des pieds, la paume des mains, le pavillon de l'oreille, l'iris de l'œil, la muqueuse nasale, le visage, la colonne vertébrale et le dos.

Ce sont les extrémités qui renferment le plus de points réflexes et qui sont abondamment pourvues de terminaisons nerveuses. Les zones importantes à masser ou à presser sont les points douloureux, car la douleur indique que les organes en relation avec ces points réflexes sont en difficulté ou « encrassés » ou en voie de le devenir.

### La podoréflexologie

*« C'est une technique qui consiste à masser avec les doigts les zones de tension et d'accumulation des toxines dans les pieds... Le but du massage réflexe sera d'enlever la tension et de faire disparaître les cristaux dans la circulation.*[32] »

Dans le cas de pathologies rhumatismales, il peut être intéressant de pratiquer la podoréflexologie.

*« Dans le cas d'arthrite, la zone la plus congestionnée est généralement celle des reins. N'oubliez pas que l'arthrite est due à une hyperacidité de l'organisme. Or, ce sont les reins qui sont chargés de l'éliminer. Traitez doucement, mais fermement les points des reins... Il faut aussi masser d'autres zones importantes : le foie, la vésicule biliaire, les glandes surrénales, la rate, l'hypophyse et la thyroïde, ainsi que les régions de la hanche, du dos et de la colonne vertébrale...* [33] »

Quoi qu'il en soit, même si cette méthode que nous pratiquons en cabinet ne s'avère pas suffisamment efficace pour résoudre le problème articulaire, elle aura au moins le mérite de nous faire prendre conscience de l'importance des soins et de l'attention à porter à nos pieds : ce sont eux qui nous supportent toute la journée et qui nous amènent là où nous le désirons.

Et en échange de cette passive obéissance, que leur faisons-nous ? Nous ne nous attardons que peu sur eux dans la douche ; certains oublient même qu'ils ont des pieds et qu'il faut les soigner, c'est-à-dire les laver soigneusement, les masser et surtout leur choisir de bonnes chaussures !

---

[32] *Massage réflexe des pieds,* de J.-P. Krasensky, Éd Dangles, 1986.
[33] *La thérapie par zones,* de Joseph Corvo, Éd. R. Laffont 1991.

## Balnéothérapie, massage, infrarouge

Ces techniques ont toutes le même but : activer la circulation sanguine ainsi que toutes les humeurs, réchauffer l'organisme pour que les boîtes articulaires soient nourries correctement et que les minéraux et l'oxygène atteignent leurs objectifs.

*Une articulation froide est une articulation malade.* De plus, il faut rappeler que la chaleur est sédative, calmante, décontractante, rassurante...

C'est un vrai plaisir de prendre un bain tiède (à la température où l'on se sent bien, détendu) pendant 10 à 15 minutes, puis de se laver, se doucher en insistant sur les endroits douloureux, puis se frictionner avec une serviette bien sèche en insistant également sur les endroits concernés.

Le bain chaud nécessite une progression de la température de l'eau. Au début, elle doit être légèrement plus basse que celle souhaitée. Il faut donc se plonger dans une eau qui ne soit pas brûlante, puis, après quelques secondes d'adaptation, augmenter la chaleur en rajoutant de l'eau chaude.

Au bout de 10 à 15 minutes généralement, on voit apparaître sur le front quelques perles de sueur, indice que le bain doit être arrêté.

Attention à la sortie : se lever doucement, par paliers successifs, puis s'enrouler dans un peignoir ou une couverture et se coucher dans son lit. La transpiration continuera de manière plus intense.

Dès la fin de l'élimination, frictionner énergiquement les endroits douloureux, puis appliquer un mélange de gel de silice (Silanorg Gel neutre, Cytobiolife) + quelques gouttes d'huile essentielle de gaultherie ou d'eucalyptus citronné, par exemple.

Généralement, cette pratique est appréciée et apporte une sédation momentanée de la douleur articulaire.

Il est possible également d'appliquer sur le reste du corps une onction avec une huile essentielle naturelle et biologique (voir chapitre concerné) qui complétera l'action locale du bain et des frictions (par exemple huile essentielle de géranium rosat à tropisme nerveux).

En frictions et massages locaux légers et répétés, l'huile de millepertuis (huile de la Saint Jean – *hypericum perforatum*), grâce à son action anti-inflammatoire, est une technique applicable par chacun et chacune.

Il existe également en magasin spécialisé des produits conçus spécialement pour être incorporés directement dans le bain qui sont très agréables et efficaces.

## Argilothérapie

Dans le cas d'une inflammation douloureuse, on peut appliquer de l'argile verte, la montmorillonite, en épais cataplasmes froids que l'on renouvelle régulièrement. Comme variante, on peut adjoindre à la poudre d'argile des huiles essentielles ou des feuilles de chou fraîchement broyées.

Selon l'ouvrage de Nadia Kotchenko[34], voici les pouvoirs de l'argile verte :

- agit comme catalyseur des fonctions vitales,
- facilite les métabolismes (anabolisme et catabolisme) cellulaires,
- active la cicatrisation,
- draine les toxines,
- reminéralise et renforce les fonctions d'assimilation,
- rééquilibre l'organisme.

[34] *Les 7 couleurs de l'Argile Soleil,* cf. bibliographie.

Par voie locale, l'argile verte est cicatrisante, détergente, antiseptique, anti-infectieuse, anti-inflammatoire, désinfiltrante et antalgique.

## Ostéopathie

Pour rétablir la mobilité des articulations, certaines manipulations ostéopathiques permettent de soulager le malade de sa douleur, ce qui n'est pas négligeable ! Quoi qu'il en soit, une réforme générale sera absolument indispensable si l'on veut modifier le terrain et favoriser l'autoguérison.

À elle seule, l'ostéopathie ne peut pas prétendre guérir une véritable pathologie rhumatismale. Selon Gérard Sueur : « *Les seuls cas où le traitement ostéopathique ne peut pas vous soulager, c'est lorsque le disque intervertébral présente une hernie comprimant une des racines du nerf sciatique.*[35] »

On ne peut parler de l'ostéopathie sans énoncer le système fascial, qui permet de « *joindre les tissus entre eux, relier les muscles aux os, unir les organes aux os et les os entre eux* ».

Pour les ostéopathes qui pratiquent la fasciathérapie, les fascias et leurs tensions expriment la mémoire tissulaire. Selon Guy Roulier,

> « *Le fascia assure plusieurs rôles vitaux dont :*
> - *rôle mécanique de protection, de soutien et d'appui,*
> - *rôle de défense (si agression, les fascias se manifestent par l'inflammation entraînant des douleurs).*[36] »

[35] *L'ostéopathie, la santé au bout des mains,* cf. bibliographie.
[36] *L'ostéopathie : deux mains pour vous guérir,* cf. bibliographie.

## Magnétothérapie

Facile d'utilisation par chacun, cette technique consiste à poser un certain nombre d'aimants autour de la région douloureuse.

Les champs magnétiques dégagés par ces aimants ont une action antalgique et anti-inflammatoire (pôle sud) et décontracturante (pôle nord).

Même si cela ne suffit pas en tant que tel, la pose d'aimants est une pratique si aisée qu'il serait dommage que les rhumatisants articulaires ne l'essaient pas.

*Contre-indications:* femme enceinte et porteurs de stimulateurs cardiaques (pacemaker).

## Ozonothérapie

Technique qui consiste simplement à injecter localement aux articulations de l'ozone (O3) afin d'y améliorer la circulation sanguine. Cette pratique est strictement réservée aux médecins.

Principales propriétés du mélange 02/03 (selon Médical Ingénierie, Lyon):

- relance de l'oxygénation cellulaire,
- rhéologiques et veinotoniques,
- anti-infectieuses, bactéricides, fongicides et viricides,
- anti-inflammatoires,
- immunorégulatrices.

## Neuralthérapie

Certaines pathologies rhumatismales ne sont pas améliorées par des traitements dont la pratique quotidienne nous démontre qu'ils devraient être efficaces. Aussi, de nombreux médecins – dont le Dr Frank Billings en 1912 – ont pu démontrer l'existence de champs perturbateurs qui agissent à distance sur l'ensemble de l'organisme ou sur une zone siège d'une douleur.

Les foyers peuvent constituer des zones réactionnelles. Leurs origines sont diverses :

- infections dentaires plus ou moins larvées,
- granulomes dentaires,
- amygdales enflammées,
- infections gynécologiques,
- cicatrices d'opérations chirurgicales externes ou profondes, enflammées ou normales, récentes ou anciennes.

La levée des barrages perturbateurs permet une action bien plus efficace et radicale des thérapeutiques utilisées.

La neuralthérapie est une méthode de « diagnostic », en aucun cas, elle « soigne ». Après avoir découvert des foyers perturbateurs, il convient de consulter un médecin ou un naturopathe.

## Électrothérapie

Comme son nom l'indique, l'électrothérapie est un moyen de traitement qui utilise l'électricité.

C'est à l'époque de l'empereur Néron que l'on remarqua l'action thérapeutique de certains courants électriques : un pharmacien fut soulagé de ses douleurs après un contact avec un poisson torpille ! Mais ce n'est qu'au cours du XVIIe siècle que l'on a commencé à étudier de plus près ces phénomènes.

L'électrostimulation transcutanée, générée par des courants de basse fréquence (inférieure à 1 000 Hz), a une action antalgique spectaculaire. De plus, il n'y a aucune iatrogénie, comme c'est le cas avec la prise de corticoïdes, par exemple. Il n'y a pas non plus d'accoutumance.

On peut aussi utiliser les ultrasons (vibrations mécaniques supérieures à 20 000 Hz).

Selon le Dr J.-P. Ehrhardt : « *Un quartz soumis à des variations de potentiel émet des vibrations mécaniques dont l'énergie est transformée en chaleur en traversant la peau et les muscles. Cette chaleur et le micromassage en profondeur des tissus s'avèrent bénéfiques pour les tendinites et les algodystrophies.*[37] »

## Acupuncture

L'objet de cet ouvrage étant seulement d'apporter des éléments de réflexion sur les différentes possibilités d'aide aux rhumatisants, je renvoie le lecteur à des ouvrages plus spécialisés.

Il convient néanmoins de bien préciser que dans le cas des rhumatismes comme dans beaucoup d'autres affections, l'acupuncture est régie par la loi du tout ou rien, c'est-à-dire

[37] *Rhumatismes et arthroses,* cf. bibliographie.

qu'elle peut être une thérapeutique bénéfique pour certains rhumatisants alors que pour d'autres, elle sera totalement inopérante. Dans ce cas, il faudra opter pour une autre thérapeutique et ne pas dire que « l'acupuncture ne marche pas » (ce n'est pas la technique qui est en cause, mais le malade ou l'acupuncteur) !

Dans la majorité des cas, l'acupuncture a fait ses preuves dans le traitement de l'arthrose, et nombreux sont les personnes qui ressortent du cabinet d'un acupuncteur en ayant oublié leurs douleurs invalidantes (rappelons que les centres antidouleur qui ont été créés en France font appel à des médecins acupuncteurs).

« *En médecine chinoise, le rhumatisme est considéré comme un trouble dû à l'entrée dans le corps d'énergies climatiques néfastes, telles que froid, vent, humidité. Ces énergies pénètrent dans le corps par la peau et les muscles, surtout quand l'énergie de l'individu est faible, fragilisée par la fatigue, ou tout simplement lorsque l'on n'est pas assez couvert pour la saison.*[37] »

Dans ce cas, l'acupuncture, la digitopuncture ou la digitopressure tenteront d'harmoniser le flot d'énergie.

« *La digitopressure ne doit pas être appliquée sur le rhumatisme articulaire aigu.*[38] »

Un conseil utile cependant : il convient de bien choisir son acupuncteur car le nombre de points piqués ne doit pas être excessif.

[38] *Le manuel pratique de digitopuncture,* de G. Edde, Éd Dangles 1990.

## Cures thermales

*« La cure thermale ou crénothérapie entraîne de très nettes améliorations qui se poursuivent sur plusieurs mois. La crénothérapie, par son action antalgique, par ses propriétés régénérantes sur le tissu osseux et l'appareil articulaire, permet un ralentissement et une stabilisation des lésions. »* (Dr J.-P. Ehrhardt, *op.cit.*)

C'est souvent l'occasion pour le patient d'une remise en question totale qui lui permet de faire le point sur les mauvaises habitudes d'hygiène de vie en général. De plus, dans la majorité des stations thermales traitant les rhumatismes, le thermalisme repose sur quatre aspects thérapeutiques qui correspondent pleinement à la recherche naturopathique :

- *la crénothérapie,*
- *la diététique,*
- *l'exercice physique,*
- *la psychothérapie.*

❑ ❑ ❑

Il existe certainement d'autres techniques et/ou biothérapies. Celles énoncées dans ce chapitre sont les plus classiques et celles que j'ai expérimentées avec le plus de succès. Je serais heureux de recevoir des suggestions sur d'autres techniques et biothérapiques.

## Les 7 mesures anti-rouille

1 • Fuir la sédentarité : toutes les articulations ont besoin de fonctionner régulièrement : il faut marcher au minimum 1/2 heure par jour (le trajet à but professionnel peut être une bonne solution) et pratiquer 10 à 15 minutes de gymnastique douce chaque matin.

2 • Pratiquer régulièrement une activité physique pouvant être un loisir actif (jardinage) ou un sport (tennis, vélo...), une fois par semaine minimum.

3 • Éviter les activités physiques prolongées demandant de gros efforts aux articulations (charge lourde, sport intensif, position prolongée...).

4 • Veiller particulièrement à l'alimentation.

5 • Boire suffisamment d'eau pour favoriser l'élimination rénale en tenant compte de l'alimentation : les fruits apportent environ 70 à 80 % d'eau (dans le cas d'une alimentation fruitarienne, une consommation excessive de boisson ne sera pas indispensable pour l'élimination rénale). Cependant, il est raisonnable de rappeler – avec ironie – aux amateurs de pastis ou de boisson des vignes du Seigneur que l'eau ne rouille pas... elle nettoie !

6 • Veiller à ne pas prendre trop de poids (une surcharge pondérale de 10 % entraîne un surcroît de travail des articulations, principalement de la colonne vertébrale et des genoux).

7 • Éviter une atmosphère trop humide et surchauffée qui déshydrate, ankylose et indispose à l'activité physique.

## Les 10 commandements du rhumatisant

1 • Tu supprimeras totalement les aliments acides ou acidifiants de ton alimentation… pour le plus grand bien de tes minéraux.

2 • Tu pratiqueras régulièrement du sport ou des exercices… pour le plus grand bien de ton corps et de tes articulations.

3 • Tu veilleras à boire suffisamment d'eau pour évacuer tes acides naissants… pour le plus grand bien de tes reins.

4 • Tu feras des cures de vitamines et de minéraux à chaque changement de saison… pour le plus grand bien de tes cellules.

5 • Tu consommeras principalement des aliments alcalinisants riches en minéraux et substances basiques… pour le plus grand bien de ton estomac.

6 • Tu oxygéneras tes poumons et tes cellules… pour le plus grand bien de tes métabolismes.

7 • Tu te relaxeras et iras au « vert »… pour le plus grand bien de ton système nerveux et de… tes proches.

8 • Tu porteras des vêtements en fibres naturelles et tu n'oublieras pas ton thermolactil… pour le plus grand bien de ton dos.

9 • Tu ne dormiras pas dans un lit froid, mais tu réchaufferas tes draps avec une couverture chauffante ou des bouillottes… pour le plus grand bien de ton sommeil.

10 • Tu prévoiras de bonnes isolations et un bon chauffage dans ta maison… pour le plus grand bien de ton foie.

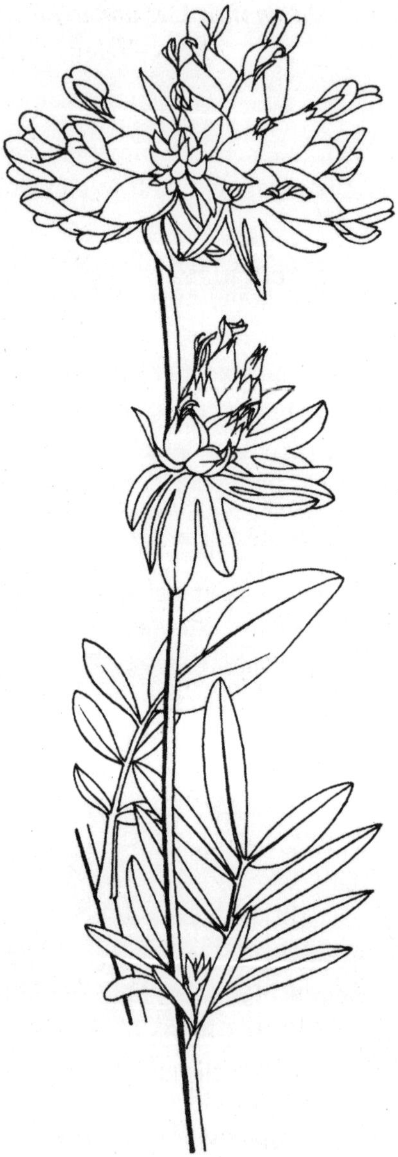

*« C'est à la source qu'on arrête l'écoulement d'un fleuve, et non à son embouchure. »*
Pierre-Valentin Marchesseau

## Conclusion

Nous voici arrivés au terme de ce livre et il est toujours difficile pour un amoureux d'apporter une conclusion à une passion. Le seul souhait que je formule, c'est d'avoir réussi à vous faire partager la folle passion qui est la mienne depuis plus de trente-cinq ans et qui ne cesse de grandir dans mon cœur: l'art naturopathique et ses débordements amoureux et humanitaires.

Je suis certes conscient que certaines affirmations contenues dans ce livre feront peut-être grincer quelques dents… mal implantées… (signes de rhumatismes!). Mais il faut bien être conscient qu'il ne s'agit pas seulement – même par des produits naturels – de soulager les milliers de rhumatisants articulaires, mais d'éclairer, à la lumière de la logique et du bon sens, une nouvelle stratégie qui repose sur les lois de la nature et de l'observation clinique avant d'être seulement théorique et bornée, mais néanmoins dite scientifique.

Les rhumatismes, l'arthrose et l'arthrite, bien que d'apparence complexe, sont principalement d'origine nutritionnelle.

J'invite bien entendu tous les professionnels, médecins généralistes, rhumatologues, nutritionnistes, biologistes et naturopathes, à œuvrer dans la même direction, sans parti pris pour telle ou telle théorie, qu'elle soit classique ou dissidente ; l'union faisant la force. Ce sont uniquement les rhumatisants qui récolteront les doux fruits de cette union.

Contrairement à ce que l'on pense généralement, les rhumatismes ne sont pas l'apanage de personnes âgées percluses de douleur et le dos courbé. Non, ils peuvent frapper dès la prime jeunesse, mais ils ne sont plus inéluctables.

La lecture de cet ouvrage aura permis, je l'espère, de faire le point sur cet ensemble de pathologies qui sont devenues, au fil du temps, un phénomène social considérable.

Supprimer ou tarir la source du mal, telle est la première démarche à entreprendre, même si pour atténuer des douleurs ou une impotence fonctionnelle, il faut recourir à la médication allopathique qui a fait des progrès considérables.

L'usage des produits dits antalgiques ou anti-inflammatoires est certes quelquefois indispensable et il serait inhumain de vouloir les supprimer, mais il faut toujours garder en tête la réforme générale. Sans une modification des habitudes alimentaires, émonctorielles, psychologiques, musculaires..., le drame ressenti par les rhumatisants sera toujours présent.

Je ne puis résister dans cette conclusion à citer cette merveilleuse maxime, pleine de bon sens et de logique, et combien réelle pour les rhumatisants :

*« Ce qui est passé a fui ;*
*ce que tu espères est absent ;*
*mais le présent est à toi. »*
Sagesse arabe

Puissent ces quelques pages remplies de conseils – simples à suivre par chacun – éclairer le lecteur... et ses articulations ! Et pourquoi reporter à demain ce que l'on peut faire aujourd'hui ?

## *Note sur l'auteur*

Né en 1951, Christian Brun s'initie très jeune à la culture physique, aux massages et au yoga et entreprend, dès l'âge de 18 ans, des études de naturopathie et d'hygiène vitale.

Après avoir exercé sa profession à Angers, puis à Paris, il complète sa formation de naturopathie générale, aromathérapie, iridologie, massages… et s'initie également à la sympaticothérapie. Conjointement à ce perfectionnement, il organise des conférences et anime des cours et stages en France et à l'étranger. Pendant cinq ans, il a collaboré avec une illustre figure de la naturopathie française : Pierre-Valentin Marchesseau (1911-1994).

Passionné d'anatomie-physiologie – après avoir enseigné cette discipline ainsi que la gymnastique des organes et les biothérapies et formé de nombreux naturopathes – il obtient le titre allemand de *Heilpraktiker* en 1986 (Deutsche Paracelsus Schule, Munich).

Son désir de former des naturopathes compétents l'incite à créer, en 1988, le Centre Européen d'Études et de Recherches Naturopathiques (C.E.E.R.N) à Paris, dans lequel divers professeurs spécialisés sont sollicités.

Conscient de son rôle d'éducateur et de pédagogue qu'il possède dans son cœur, il publie à compte d'auteur divers livres de vulgarisation. Il est l'auteur de plusieurs ouvrages publiés par les Éditions Jouvence (cf. liste page 4). Avec Daniel Kieffer, il est le coauteur d'un *Traité de biothérapie* et d'un double volume sur *L'historique de la naturopathie, l'humorisme et le vitalisme*.

En plus de son activité professionnelle de naturopathe consultant, il continue d'enseigner cette discipline et ses techniques au sein de divers organismes de formation. Il est notamment chargé de cours (pathologie clinique, immunologie, diabétologie, rhumatologie, massages et techniques manuelles, stratégies naturopathiques) au Cenatho à Paris (Collège Européen de Naturopathie Traditionnelle Holistique). Il complète ses connaissances et se forme aux techniques psycho-émotionnelles et de relation d'aide.

Il propose également des stages professionnels ou familiaux pour mieux sensibiliser le public à une prise en charge et une autogestion de la santé. Il prépare d'autres ouvrages sur les biothérapies, la diététique-nutrition, l'endocrinologie, les analyses sanguines et urinaires du point de vue naturopathique, la ménopause et l'andropause, les maladies respiratoires hivernales...

Christian Brun
Résidence La Sablière
15 rue de la Patte d'Oie
F-78000 Versailles
Tél: +33 (0)6 09 94 79 39 ou +33 (0)1 39 25 07 04

Mail: Chrst.BRUN@orange.fr
Site internet: www.christian-brun-naturo.fr [39]

[39] Ce site contient également les adresses des laboratoires indiqués.

## Bibliographie

C. Bergeret, M. Tétau, *La phytothérapie rénovée,* Éd. Maloine.
J.-J. Bernier, J. Adrian, N. Vidon, *Les aliments dans le tube digestif,* Éd. Doin.
Dr Philippe-G. Besson, *Acide-base : une dynamique vitale,* Éd. Jouvence.
Dr Y. Charles, J.-L. Darrigol, *Guide pratique de diététique familiale,* Éd. Dangles.
Dienhart, *Anatomie et physiologie humaine,* Éd.Maloine.
*Dossiers médico-chirurgicaux de l'infirmière,* Éd.Maloine.
Dr J.-P. Ehrhardt, *Rhumatismes et arthroses,* Éd.de Vecchi.
P. Franchomme, Dr D. Penœl, *L'aromathérapie exactement,* Éd. Roger Jollois.
Daniel Kieffer, *L'homme empoisonné,* Éd. J. Grancher.
Daniel Kieffer, *Naturopathie : santé pour toujours,* Éd. J. Grancher.
Nadia Kotchenko, *Les 7 couleurs de l'Argile Soleil,* Éd. Argiletz.
H.-M. Lernout, M. Tétau, *Comment soigner par les sels de Schuessler et par les minéraux dilués et dynamisés,* Éd. Maloine.
G. Marchal, *Connaissance de l'homme,* Éd. Epigones.
P.-V. Marchesseau, *L'arthritisme n° 42, Rhumatisme articulaire n° 9* – Collection : les petits précis de l'humanisme biologique, édités par l'auteur.
Carl C. Pfeiffer, Pierre Gonthier, *Équilibre psycho-biologique et oligo-aliments,* Éd. Équilibres aujourd'hui.
Dr H. Picard, *Vaincre l'arthrose,* Éd.du Rocher.
Dr Hervé Robert, *Ionisation santé vitalité,* Éd. Artulen.
Guy Roulier, *L'ostéopathie : deux mains pour vous guérir,* Éd. Dangles.
Dr D. Rueff, *La bible des vitamines,* Éd. Albin Michel.
Dr D. Rueff, *Forme et santé, la médecine orthomoléculaire,* Éd. du Rocher.
Dr D. Rueff, *Antioxydants,* Éd. S Nature.
Dr Bernard Saal, *L'arthrose et les affections rhumatismales,* Albin Michel.
Gérard Sueur, *L'ostéopathie, la santé au bout des mains,* Livre de poche.
Max Tétau, *Nouvelles cliniques d'organothérapie diluée et dynamisée,* Éd. Similia.
Max Tétau, *Matière médicale homéopathique clinique et associations biothérapeutiques,* Éd. Maloine.
Dr Jason Theodosakis, *L'arthrose,* Éd. de Fallois.
Jacques Thomas, *Les maladies psychosomatiques,* Hachette.
Christopher Vasey, *L'équilibre acido-basique,* Éd. Jouvence.

Achevé d'imprimer le 14/03/2012
sur les presses de l'imprimerie Nørhaven

**Dépôt légal : septembre 2010**
**Imprimé au Danemark**

Ce livre est imprimé par Norhaven A/S, qui possède une certification environnementale qui assure une stricte application des régles concernant : l'utilisation de papiers issus de forêts exploitées en gestion durable, d'encres à base d'huiles végétales et d'eau, du recyclage et du traitement systématique des déchets, de la réduction des besoins énergétiques et du recours aux énergies renouvelables.